图解舌诊

舌尖上的健康奥秘

徐琬梨　李毓秋　张磊——编著

中医古籍出版社
Publishing House of Ancient Chinese Medical Books

图书在版编目（CIP）数据

图解舌诊：舌尖上的健康奥秘 / 徐琬梨，李毓秋，张磊编著. -- 北京：中医古籍出版社，2025. 1.

ISBN 978-7-5152-2903-4

Ⅰ. R241. 25

中国国家版本馆 CIP 数据核字第 2024AT3370 号

图解舌诊：舌尖上的健康奥秘

徐琬梨　李毓秋　张　磊　编著

策划编辑　李　淳
责任编辑　李美玲
封面设计　王　磊
出版发行　中医古籍出版社
社　　址　北京市东城区东直门内南小街 16 号（100700）
电　　话　010-64089446（总编室）010-64002949（发行部）
网　　址　www.zhongyiguji.com.cn
印　　刷　北京市泰锐印刷有限责任公司
开　　本　880mm×1230mm　1/32
印　　张　4.125
字　　数　85 千字
版　　次　2025 年 1 月第 1 版　2025 年 1 月第 1 次印刷
书　　号　ISBN 978-7-5152-2903-4
定　　价　36.00 元

这本书不是“快餐”。

这本书可以帮助您了解中医舌诊。

通过本书，您可以学到更多的中医诊疗知识。

我们努力将它编写得通俗易懂，但又希望它可以有深度，只愿您肯多读几遍。

愿您能把它放在手边，和亲朋好友一起参详，更愿大家都能把中医养心、养神、养身的知识放在心头，融入柴米油盐之间。

让我们一起从舌诊开启中医之旅吧！

目 录

第一章

快速学会舌诊

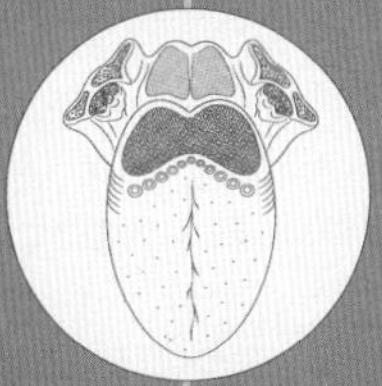

舌诊是中医学中重要而实用的诊法，是中医的特色诊法之一，可以说，中医大夫诊察了解病情时，一定要观察的一部分内容就是舌。通过舌象可以判断人体邪正的盛衰，区别病邪的性质，分析病位与病势，判断疾病预后。也就是说，通过观察舌象、分析舌象特征，就可以知道人体哪些脏腑出了问题、机体有了什么样的邪气、病情是轻还是重、是虚证还是实证。而与中医学的另一种特色诊法——脉诊相比较而言，舌诊更容易掌握。通过学习本章内容，您可以基本了解舌诊这种诊法，初步掌握这项技能，也希望您能从今天开始多一种爱好——看舌，因为舌所蕴含的身体状况信息是非常丰富的！

一 了解舌的形态结构

舌诊是通过观察舌质与舌苔以了解病情的一种诊察方法。观察舌主要是观察两方面：一是舌质，二是舌苔。这需要大家先了解一下舌的形态结构。

1. 舌体

众所周知，舌有辨别滋味、辅助发音、搅拌食物、帮助吞咽等功能，而说到舌的形态结构，首先请大家试着动一下自己的舌头，正在活动的那一部分就是舌的游离部分，叫作舌体。舌体主要由肌肉、血脉（毛细血管网）、舌乳头和舌黏膜构成。舌黏膜非常薄，而且是透明的，舌黏膜下是丰富的毛细血管网，血液在毛细血管网进行动静脉血的交换（动脉血中含氧血红蛋白含量高，色鲜红；静脉血中去氧血红蛋白含量高，色偏暗），毛细血管网透过舌黏膜呈现出来的颜色就是我们看到的舌色。正常的舌色应该是淡红色，淡红舌说明舌下毛细血管网里面的血液是充足的，也说明血液循环好，动静脉血的交换正常，血中携带的氧较多，也就是含氧血红蛋白含量高。

2. 舌背

舌体的上面称为舌背（图 1.1），舌背上有纵行的由舌根走向舌尖的沟纹，称为正中沟，也叫舌中线。大多数人的舌背有 1 条正中沟，少数人有 2 ～ 3 条。舌的正中沟可有可无，有和无都是正常的。这就像有的人是单眼皮，有的人是双眼皮一样，都是正常的，只不过是显性基因与隐性基因表达状态的不同。再如有的人能卷舌头，有的人就卷不起来，这也是显性基因与隐性基因表达状态的不同。如果有舌正中沟，一定是从舌根处直直地走向舌尖，在舌尖前 1/5 左右停止，不能出现弯曲、断裂，也不能是从舌中部伸出。正中沟中应有舌苔覆盖，如果没有舌苔覆盖，那就不正常了。

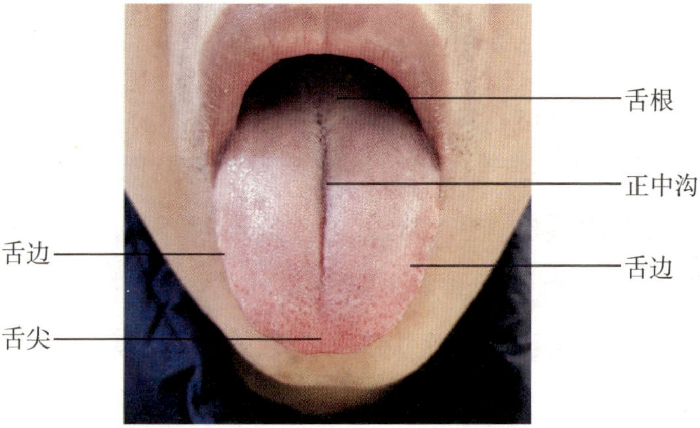

图 1.1　舌背

舌正中沟除了对应人体的上焦、中焦、下焦，还对应人体的脊柱，所以通过观察舌正中沟不仅能帮助诊断人体上焦、中焦、下焦的疾病，还可以帮助诊断脊柱的疾病。如果舌正中沟出现弯曲、断裂等情况，除了是人体上焦、中焦、下焦出了问题，还可能跟患者的脊柱有关，具体是颈椎、胸椎、腰椎还是骶椎的问题，得看弯曲或者断裂出现的位置是舌尖部、舌中部还是舌根部。

正中沟后面还有条“人”字形界沟（图 1.2）。“人”字形界沟之前的部分是中医舌诊要观察的部分。中医学把舌可以看到的这部分，分成了舌根、舌中、舌边和舌尖四部分，具体划分见后文的“舌面脏腑分候图”。

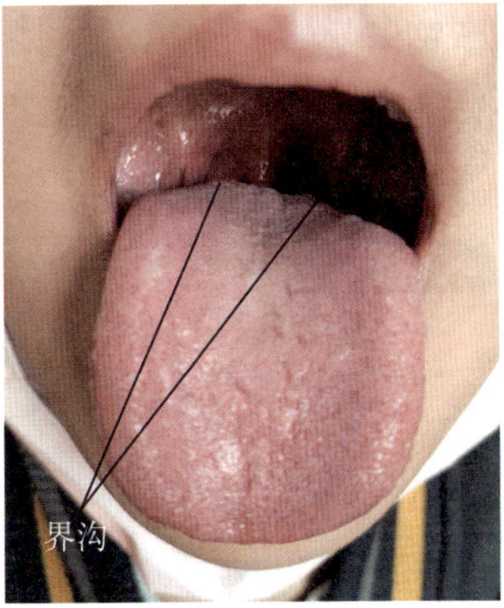

图 1.2 “人”字形界沟

3. 舌底

把舌体蜷起露出舌体的下面，这部分称为舌底（图 1.3）。舌底有舌下静脉、舌系带等可以观察的内容。舌底的正中有一条连于口腔底的皱襞，称为舌系带。舌系带的两侧各有 1 个小的圆形的凸起，称为舌下肉阜，这里是腺管的开口，中医称左侧的为金津、右侧的为玉液，并认为其是胃津、肾液上朝的孔道。舌底的静脉，中医称之为舌下络脉，可以帮助我们了解人体气血的盛衰和循行情况。如果气血不足，那么舌下络脉的颜色就会比较浅淡；如果气血瘀滞，舌下络脉的颜

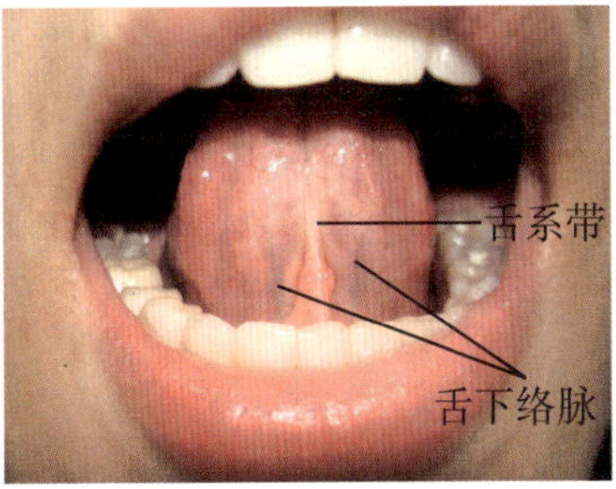

图 1.3 舌底

色就会发青、发紫，而且会变粗，甚至出现迂曲和分支的现象。

4. 舌乳头

舌乳头是指舌面上的一层由黏膜皱褶形成的许多细小的凸起。舌面上一共有 4 种舌乳头——丝状乳头、蕈状乳头、轮廓乳头和叶状乳头。其中像白色的小软刺、数量最多的是丝状乳头；像小蘑菇一样的就是蕈状乳头（蕈念“xùn”，是生长在树林里或者草地上的高等菌类植物，呈伞状，种类很多，有的可食，有的有毒）；前文提到的“人”字形界沟，是由舌乳头中的轮廓乳头排列而成的。那么，叶状乳头在哪里？叶状乳头，在成人来讲往往是萎缩了的，我们平时常看到的就是丝状乳头和蕈状乳头：舌面上白色的小软刺就是丝状乳头，红红的小圆点就是蕈状乳头。

蕈状乳头在哪里？有的朋友很轻松就找到了，但是，也有的朋友发现找起来不太容易。下面告诉大家两种方法：一个方法是喝一口比较烫的水（注意水温，不要把自己烫伤），喝一口就可以，然后再去观察，就可以看到蕈状乳头了；另一个方法就是先吃点辣的东西，然后再去观察。这两种方法都可以使蕈状乳头增大、高突，这样大家就可以看得更加清晰了。

5. 舌苔

舌苔是什么呢？丝状乳头复层扁平上皮细胞常有角化和脱落，混以食物残渣、唾液等，使舌黏膜表层形成一层薄薄的白色的苔状物就是舌苔。这听起来有些复杂，简单点说，舌苔里有什么？有角化脱落的细胞、食物残渣，还有唾液。为什么中医学那么重视舌苔？因为中医学认为，舌苔是由胃气熏蒸谷气上达于舌面而成，与脾胃的运化功能密切相关。也就是说，中医学认为，与舌苔的化生关系最为密切的就是胃气。

二　舌是脏腑的“显示器”

1. 五脏六腑都直接或间接地通过经络、经筋与舌相联系

五脏，即肝、心、脾、肺、肾。中医学认为，足太阴脾经连舌本、散舌下，足少阴肾经夹舌本，足厥阴肝经络于舌本，手太阴肺经上达咽喉与舌根相连，手少阴心经之别系于舌本，所以，从经络循行的角度分析，五脏都与舌有直接或者间接的关系。而中医学认为脏与腑之间又有相表里的关系，相表里的

脏腑之间又有经络直接相通，所以我们说五脏六腑都直接或间接地通过经络与舌相联系。什么是相表里的关系？根据中医学的藏象理论，人体的六腑配属于五脏，并构成了心与小肠、肺与大肠、肝与胆、脾与胃、肾与膀胱、心包与三焦的一脏一腑表里相合的特殊关系。它们在生理上互济为用，在病理上也会互相影响。

2. 舌为心之苗

中医有一部经典著作《黄帝内经》,《黄帝内经》又分为《灵枢》《素问》两部分。《灵枢·脉度》中提道："心气通于舌，心和则舌能知五味。"如何理解这句话？中医学认为，心的基本功能包括心主血脉与心主神明。心气推动血液上养于舌，那么舌的颜色就可以反映气血的盈亏与运行情况；舌体的运动受心神的支配，所以舌体运动是否灵活、语言是否清晰与心神密切相关。由此可以得出，舌体颜色的变化可以帮助我们判断人体气血是否充足以及气血的运行是否顺畅，而舌体的运动灵活与否，可以帮助我们去推断心神的情况。

3. 舌为脾之外候

中医学认为，脾有运化水谷、化生气血的功能，化生的气血上荣于舌，而且舌体主要由肌肉和舌下毛细血管网构成（脾主肌肉、心主血脉），因此，舌与脾的功能状态有密切的关系，正如《灵枢·脉度》所说：“脾气通于口，脾和则口能知五谷矣。”再说胃，前文提到很重要的一点就是胃气与舌苔的形成有非常密切的关系。由此可知舌象的形成与脾胃的功能密切相关。

4. 舌面的脏腑分候规律

对于舌面的脏腑分候最常用的一种规律就是舌根属肾，舌边属肝胆，舌中属脾胃，舌尖属心肺（图 1.4）。这种规律怎么应用呢？简单举个例子，很多脏腑都可以出现热证，如果热在心肺，就会在舌尖部出现明显的红色；肝胆有热，就会在舌边处，即舌的两侧边缘处出现红色。

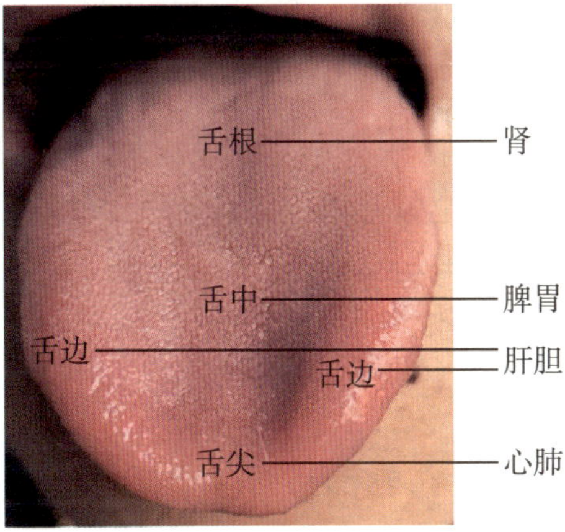

图 1.4　舌面脏腑分候图

但是需要注意的是不要太过僵化地去应用。比如很多时候，脾胃有热并不是反映为舌的中部非常红，更多时候是表现为舌中部的舌苔黄厚，而如果舌苔黄厚，便会遮盖舌体，即使舌体是红色的，也会因被遮盖而无法被看见。所以，大家在掌握基础知识的同时，还要会灵活运用、综合分析。

除了这个最常用的基本规律之外，还有其他的舌面脏腑分候的方法，下面再给大家介绍一种舌中的三分法（图1.5），就是舌中靠近舌尖的部分属上脘，舌中部属中脘，舌中靠近舌根的部分属下脘。这种方法适用于胃病的诊断。上脘、中脘和下脘分别对应的是胃体的上、中、下三部分，也就是胃的上口（贲门处）、胃体和胃的下口靠近肠道的部分，在舌体的不同位置出现舌象改变，就会有不同的临床表现。我们通过观察舌面，就可以了解胃的病变到底是在哪个部分了。

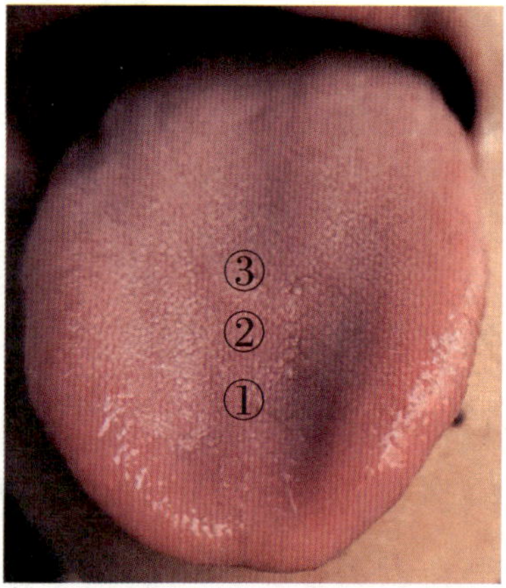

①上脘；②中脘；③下脘

图 1.5　舌中的三分法

通过了解这些知识，我们知道，舌象的形成与脏腑有密切的关系，望舌就可以帮助我们去了解脏腑的功能状态，所以说舌是脏腑的“显示器”。

三 中医舌诊内容

1. 望舌的内容

望舌主要望的是舌质和舌苔。

望舌质具体望些什么呢？望舌质的内容有舌色、舌形、舌态和舌下络脉。常见的舌色有淡红、淡白、红、绛、青紫，常见的舌形有老嫩、胖瘦、点刺、齿痕、裂纹，舌态的内容有软、强硬、歪斜、颤动、吐弄、短缩。

望舌苔具体望些什么呢？望舌苔我们望的有苔质还有苔色。望苔质就是望舌苔的厚薄、润燥、腻腐、剥脱、偏全等，而望苔色涉及的有白苔、黄苔、灰黑苔。

望舌质主要是帮助我们判断脏腑的虚实和气血的盛衰，而望舌苔可以帮助我们分析病邪的性质、深浅，以及邪正的消长。

2. 望舌的方法

初学望舌者看到舌伸出来，往往不知道自己要看什么，这就需要大家理清思路：我们是先看舌质，再看舌苔。舌质也就是舌体，我们可以观察它的颜色、大小、形状，然后再看上面的舌苔，这是望舌的基本思路。为什么要先看舌质再看舌苔呢？那是因为舌质与舌苔相比更容易发生变化。例如，伸舌时间稍久一点，舌质的颜色就会变得稍深。而舌苔受到外界影响的变化比较小，所以，我们要先看舌质，后看舌苔。

（1）刮舌法 “刮舌要用压舌板，始自舌根刮向尖，三到五次足够辨，里实里虚可明见。”

首先是工具，用到的是压舌板。压舌板看起来像什么呢？像小冰糕棍儿一样。通常情况下，压舌板是方便我们来观察咽喉部位的，压一压舌头便可以看到咽喉部更深一些的地方。我们可以用压舌板来进行刮舌的操作。“始自舌根刮向尖”，是说从舌根部开始往舌尖部刮。刮几次呢？“三到五次足够辨”，刮三到五次就可以了。这样做的主要目的是什么呢？“里实里虚可明见”，即可以帮助我们判断病性的虚实。刮舌有两种结果：一种舌苔特别容易刮下来，另一种不太容易刮下来。很容易刮下来，松松地浮于舌面上，刮过之后，舌面上是光亮的，这种叫作无根苔。无根苔往往对应的是胃气大伤的类型。而如果刮下来了一部分舌苔，舌面上还有一部分，这就是有根之苔。也有人会问，有没有必要买个刮舌器，甚至有些人认为刮舌应该和刷牙一样，是每天都要进行的工作。其实这完全没有必要。中医学认为，正常情况下舌面上应该有一层薄薄的白色的舌苔，称为薄白苔，如果舌苔比较厚，我们就要结合舌苔的颜色和润燥等进一步分析可能的病因病机了。若是用刮舌器每天去清理，虽然清理后舌苔变薄了，但是它又会很快长出来，所以说刮舌是没有必要的，也是治标不治本的。

（2）揩舌法　揩舌法是指用消毒纱布裹在手指上，蘸少许的生理盐水在舌面上揩抹数次的方法。这个方法适用于对染苔的鉴别。有时我们会看到一个人的舌苔颜色变化让人感觉匪夷所思，就是感觉非常不正常，这时我们就用揩舌法，揩一揩，看看是不是染苔的情况。其实临床中这个方法应用并不多，我们往往只需要问一问患者是不是吃了什么特别的东西就可以了。比如，喝完牛奶、酸奶舌苔会变得白腻一些；吃了橘子、橙子、柠檬、鸡蛋黄、柿子，舌苔往往就会偏黄一些；喝了咖啡、红酒，或是吃了桑椹、巧克力或者某些药物，尤其是含化片类，舌苔往往会染成偏黑、偏棕的颜色。

四　观察舌象的要求

观察舌象需要满足一定的条件，最重要的是光线，同时还要满足一些伸舌、蜷舌的姿势要求。

1. 光线要求

充足柔和的自然光是观察舌象最佳的光线，如果没有条件，如夜间或者在比较暗的地方，可以选用日光灯。注意一定要避免有色光源，因为有色光源会影响舌色的呈现。当你发现观察到的舌的颜色好像受到周围光线影响的时候，可以让旁边的人也伸出舌头来看一下，如果看起来大家的舌色都偏青、偏紫，或者偏红、偏黄，那么应该是受到了光源的影响，是我们所使用的光源不合适，而不是舌色出了问题。

2. 伸舌姿势

被诊察者可以取坐位或卧位。如果是卧位，要求是仰卧位，不能是侧卧位。伸舌时头应略略仰起，张口，而且要朝向光亮处（最好是充足的自然光，如果自然光不充足，可以借助日光灯），自然放松地把舌伸出，舌面平展，舌尖略向下。

伸舌姿势要点：头略略仰起，但是要注意不能仰太过。另外，临床中我们经常会遇到以下问题。一类是不张口。这种情况往往出现在害羞的小姑娘或者是不经常看中医的患者身上，她们的嘴巴几乎是闭着的，只把舌伸出来一点点，不能保证舌体充分暴露。这样我们就无法看到舌中以及舌根的情况，如果刚好患者舌苔中间很厚或者根部很厚，但舌尖没表现出异常，就可能会导致判断不全面。所以，看舌象时被诊察者一定要张开口，然后把舌伸出来。另一类就是伸舌用力过猛和伸得太长。这种现象往往出现在一些老年人身上，他们经常看中医，知道医生一定会看他的舌，就非常配合，医生一说看舌头，马上就张大口，用力地伸出舌来。伸舌过于用力容易造成舌色和舌形的改变，因为肌肉的拉伸会使血管受到挤压而变形。所以，在舌诊的过程中，我们不能让患者过于用力地伸舌，也不能让患者长时间伸舌。用力伸舌，舌体颜色就会变红变深。遇到这种情况，应当让其放松，再把舌重新自然地伸出。同时，过于用力伸舌也会使舌质发生纹理方面的变化。大家可以对着镜子看一下，用力伸舌，然后慢慢地把舌缩回去，就能观察到舌的纹理、舌色还有舌形方面的改变。

需要注意，伸舌之后，只要看到舌尖是上翘的（这绝对不是我们要求的“自然放松”地伸舌）就一定是错误的伸舌方式。一般错误的伸舌方式，除了舌尖是上翘的，多数还表现为舌尖很尖，舌体很瘦，甚至舌体明显颤抖，而且这时的舌色往往是偏红的，特别是舌尖部位很红。错误的伸舌方式会呈现错误的象，根据错误的象会得出错误的结论，所以大家一定要注意伸舌姿势的问题。

对于怎么教都学不会“自然放松”伸舌的人该怎么办

呢？可以注意看他把舌头缩回去的那一刹那。有的患者伸舌的时候因为觉得是给医生看，怕自己有大的健康问题，所以很紧张，但是缩回去时就没那么紧张了，这时或许能看到真正的舌象。但作为医生不能提醒得太明显，只要跟患者说"动作慢点，伸出来的时候慢点，缩回去时也稍微慢点"，缩回去的一刹那，他的舌头就会放松、变平，是自然放松的状态，这时的舌象便是真实的。

3. 蜷舌姿势

把舌蜷起来是为了观察舌底，舌底最主要的观察对象就是舌下络脉。大家可以对着镜子来做这个动作：张开口，然后舌体上翘，舌尖轻抵上腭（图 1.6）。很多人喜欢用牙齿咬住舌头，然后把舌下络脉露出来。要注意的是，观察舌底时不可以这样做。大家可以试一下，只要咬住舌，舌下络脉就会快速充血而变得非常粗大，这样不能正确反映舌下络脉的情况，所以一定不能咬住舌，只需要将舌体上翘，舌尖抵到上腭就可以了。

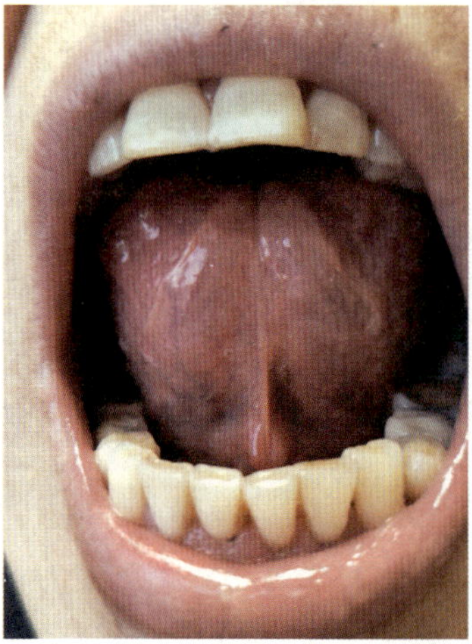

图 1.6　正确的蜷舌姿势

五 观察舌象的注意事项

结合前文提过的一些内容，再特别强调一下，以下情况不宜观察舌象：

首先，是光线问题。光线不充足或者太强烈，或者是在有色的光线下，都不宜观察舌象。不要在有色玻璃下看舌象，不然舌象会受到玻璃颜色的影响，如茶色玻璃下，舌色会偏暗，而在太强的阳光下观察舌象，舌看起来会偏白。观察舌象时一定要注意我们是在什么样的环境下看的，从而可以进行一下纠偏，也就是说，在光线太强的情况下，我们看到的舌色偏白，可以认为是正常的。

其次，是饮食的影响。刚刚喝了牛奶、酸奶、豆浆，以及做钡餐时喝了钡剂，都可使舌苔变得白厚而腻；刚吃了蛋黄、橘子、柿子或含有核黄素的药物，都可以使舌苔变黄；花生、瓜子、豆类、核桃、杏仁等残渣容易附着在舌面上形成一种黄白色的渣滓，这种黄白色的渣滓看起来是松散地浮于舌面上的，容易被看成腐苔，从而造成误诊；黑褐色的食物与药物，如橄榄、桑椹、巧克力、中药等，可以把舌苔染成褐色、灰色或者是黑色；吃生黄瓜的时候舌苔可以变绿；吃西红柿的时候舌苔可以发红，吃红心火龙果，整个舌都是红色的。以上情况都不宜观察舌象，舌苔的这些变化与疾病都没有关系，望舌时要特别留意。再次提醒大家，当你发现舌色或者舌苔有类似上面这些变化时，应当询问被诊者，刚刚是不是吃了或者喝了什么可以影响舌象的东西。

最后，注意看舌的时间。早上刚起来时观察舌象往往是不准确的，这个时候的舌颜色较浅，舌苔较厚，舌面看起来会比较干燥，所以请大家注意，不要起床就看舌象。饭后半小时内也不适宜观察舌象，因为舌苔在搅拌食物的过程中有磨损，会变少、变薄，或者因为吃了某些食物而变厚、变腻，舌的颜色也会因为舌的运动较多而变红。应当注意的是，大多数女性在月经前及月经期由于蕈状乳头充血会呈现较红的舌色，尤其是舌尖，有的人甚至舌的两边也会变红，所以，对于女性患者在月经前及月经期观察舌象时，遇到舌尖红的现象一定要结合临床症状综合分析，不一定都是心火偏旺。

六 正常舌象

中医诊断学中有一条基本原理——以常衡变，就是说只有掌握了正常情况，才能辨识病理的变化。因此，学习中医一定要多观察。通过观察我们就可以熟悉生理现象，就能知道生理和病理的区别，这是学习中医很重要的环节——多观察，多实践。

1. 正常舌象

正常的舌象（图 1.7）具备以下几个特点：①舌质淡红，颜色鲜明；②舌体大小、厚度适中，柔软灵活；③舌形为椭圆形，整个舌面平整，无凸起或凹陷，无裂纹、齿痕等；④舌苔薄白而润；⑤舌下静脉隐约可见，不超过整个舌体的 3/5，粗细一般为 2mm 左右，颜色是淡紫色或者暗红色，无弯曲、怒张、增生等改变。

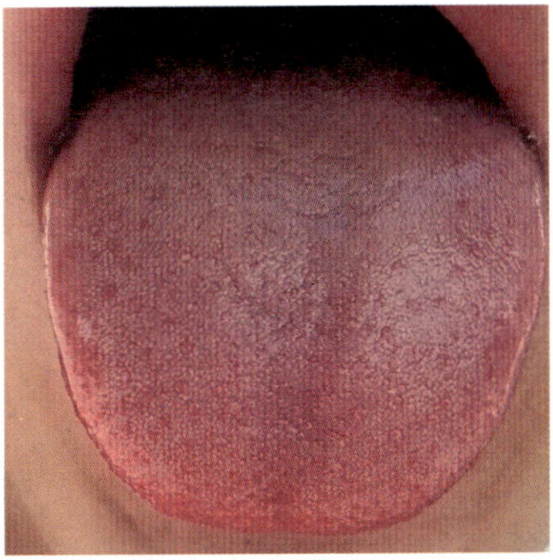

图 1.7　相对正常的舌象（舌色及舌苔）

下面逐条分析正常舌象的特点：

①舌一定要有神。这个神主要表现在舌质的颜色、光泽以及活动度上。有神之舌，红活鲜明，运动灵活；无神之舌，干枯晦暗，僵硬不灵活。正常的舌质颜色是淡红色，看起来比较鲜明，舌是滋润的，而且舌体柔软，活动灵活。只有舌体运动灵活，才能说话流利，声音洪亮。当生病的时候，有些人的舌就会变得迟钝、僵硬，甚至会出现控制不住的颤抖，说话口齿不清，或者舌从口中伸出时向两侧歪斜的情况。

②舌体的大小、厚度要适中。这里的适中是指与自己的牙床相匹配。当伸舌的时候，不能一张嘴就感觉口里都是舌头——太大、太胖，也不能又小又瘦又窄，跟自己的牙床不匹配。

③舌形为椭圆形，舌面平整，无凸起或凹陷、裂纹等。舌体自然放松地伸出来时应该是椭圆形的，如果为长条状、圆柱状或者三角形等，都为不正常的舌形。舌面应该是平整的，无凸起或凹陷，也无裂纹或瘀点等，当然也不能一边高一边低。

④正常的舌苔是白色的，薄薄的一层附着在舌体表面，当然舌苔不是均匀分布的，虽然都是薄薄的苔，但是舌尖无苔，舌边一般为少量的苔。舌面的湿润度要适中，不能太干燥，也不能有太多水分，甚至出现伸舌时都有要往下滴水的感觉。

⑤舌下两条静脉隐约可见，不超过整个舌体的3/5，粗细一般为2mm左右，颜色是淡紫色或暗红色，无弯曲、怒张、增生等改变。

大家可以拿起镜子，从以上几个方面观察一下，看看自己的舌象是否正常。

2. 生理性的变异

舌象可以受内外环境变化的影响，从而产生生理性的变异。所谓生理性的变异，就是说这一类变化属于正常范围。常见的可以影响舌象变化的因素有年龄、性别、体质、气候环境等。

第一，年龄因素。儿童脾胃功能尚弱，生长发育很快，往往处于代谢旺盛而营养相对不足的状态，因此舌质往往比较淡嫩，舌苔比较少；而老年人精气渐衰，气血常常偏虚，脏腑功能减退，气血运行迟缓，动静脉血交换不及时，导致去氧血红蛋白含量增加，所以舌色往往会偏暗一些。

第二，性别因素。性别因素的影响主要指的是女性的舌象容易受月经的影响，随着月经周期的变化，也就是随着气血的变化而出现变化。在经前、经期可因蕈状乳头充血而舌质偏红，或舌尖、舌边点刺增大，月经过后则会恢复正常。

第三，体质因素。有三种舌可以见于正常人，分别是裂纹舌、齿痕舌、地图舌，这与人的体质有关。如何鉴别这几种舌象是属于生理状态还是病理状态？我们会在第二章《观舌象辨健康》的“舌形”部分中进行详细讲解。

第四，气候环境因素。气候环境因素的影响主要指的是季节与地域的影响。季节方面，如在夏季暑湿的时候舌苔会厚一些，舌苔偏淡黄色；秋季，由于比较干燥，舌苔偏薄、偏干燥；到了冬季，舌面上往往比较湿润。地域方面，我国东南地区偏湿偏热，则舌色偏红，舌苔偏厚腻，苔色也常偏黄；西北、东北地区偏寒冷干燥，则舌色容易偏淡，舌苔略偏干燥。

希望大家在掌握正常舌象的同时，不要太过僵化，一定要考虑到年龄、性别、体质、气候环境等对人体的影响，不要一律按照疾病来进行处理。

第二章

观舌象辨健康

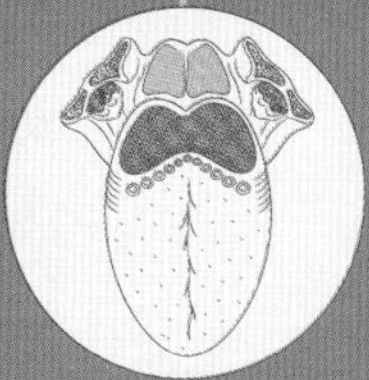

上一章我们提到舌诊的观察内容有舌质和舌苔。舌质的观察点有舌色、舌形、舌态和舌下络脉。舌苔的观察点有苔质和苔色。这一章我们将结合图片对每一个观察点做详细介绍，以帮助大家辨识舌象，并了解它们所代表的临床意义。

一 舌质

（一）舌色

正常的舌色是淡红色，而在疾病过程中，舌色会发生变化，从颜色的深浅来判断有淡红舌、淡白舌、红舌、绛舌和青紫舌。

1. 淡红舌

（1）主要特征　淡红而润泽（图 2.1）。

（2）代表意义　多见于健康人，如果在患病的情况下出现，提示病情比较轻。

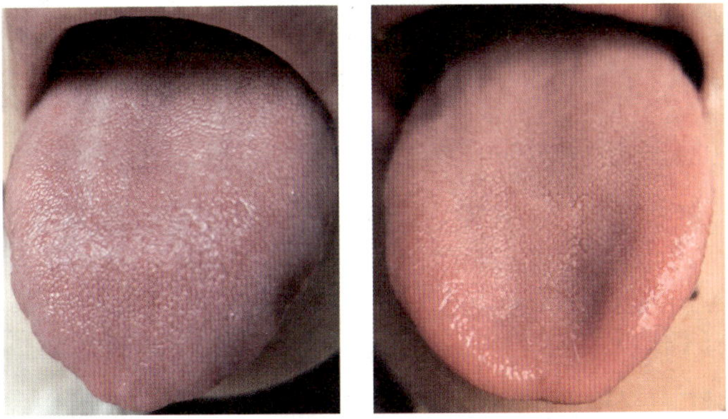

图 2.1　淡红舌

（3）形成原因　正常舌象为淡红舌、薄白苔。也就是说，正常人的舌象其中一方面就是淡红舌，但并不是说所有舌色淡红的人都是非常健康的。有些患者有非常明确的疾病，但舌的颜色又确实是淡红色的，这又该如何分析呢？这表示患者的病情比较轻，并没有伤及气血，舌色依然在正常范围内。这种情况主要见于外感病的初期，如刚感冒的情况下，因为病程很短，病邪还没有入里，脏腑气血没有受损，舌色还没来得及变化，所以仍然是淡红色的。如果是在内伤疾病中出现这种舌象，也代表了疾病的程度比较轻。

2. 淡白舌

（1）主要特征　比正常舌色浅淡，白色偏多红色偏少。

（2）代表意义　常见于虚证中的气虚、血虚、阳虚。

（3）形成原因　淡白舌的舌色比正常舌色浅淡，看起来是白色偏多红色偏少。淡白舌形成的机制主要有以下两方面：气血亏虚，血不荣舌；阳气虚衰，不能温运血液上荣于舌。

淡白和淡红虽一字之差，但是颜色发生了根本的变化，一个偏红，一个偏白。淡白舌说明患者是虚证，可以是气虚，可以是血虚，也可以是阳虚。舌色淡白的形成机制与口唇淡白、面色淡白等是一致的，都是正气不足导致机体失于营养和温煦。

先说气虚，气的功能之一是推动血液运行，当气虚时，推动作用会减弱，不能推动血液上养于舌，舌色就会比正常的颜色要浅；再说血虚，血量不足或者血液的营养不足，无力支撑原有的红色，舌色也会变淡；最后说阳虚，阳气的功能主要是温煦和推动，而阳气温煦和推动的对象，其中有一个就是血液，所以阳虚的人舌色可以比较浅淡（阳虚也容易导致血液瘀滞，从而出现下文要讲到的青紫色类的舌色）。

（4）鉴别与调养　当患者出现淡白舌，我们应当如何区分到底是气虚、血虚，还是阳虚？那就应当结合其他临床表现进行分析了。

①气虚证。气虚的人，气的推动功能下降，不能推动血

液上养于舌，所以舌色就会比正常人的舌色淡（图 2.2）。

气虚形成的原因，最常见的就是过度劳累。中医经常说“劳则气耗”，劳累过度容易耗伤人体之气。许多上班族经常超负荷工作，每天对着电脑好几个小时一动不动，晚上还经常加班；我们还经常看到这样的报道，医务人员因为过度劳累而晕倒，还有的在手术室地上合衣而睡。这些都属于过度劳累。还有一些人为了减肥吃得很少，吃得太少，机体就没有足够的原材料运化出人体的精华物质——气、血、精、津、液。除了这些原因，生病、年老、体弱等也是气虚的常见原因。

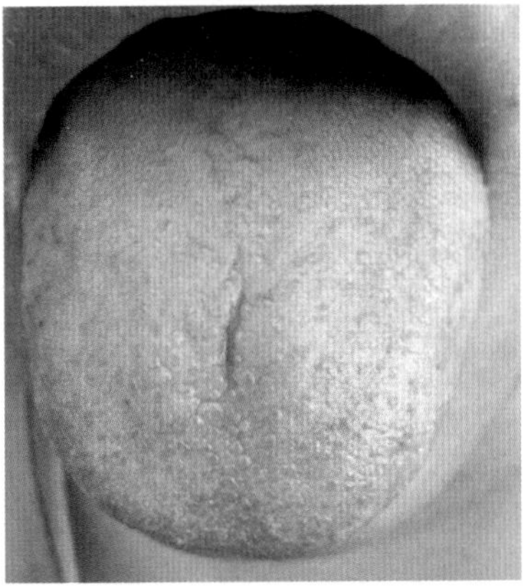

图 2.2　淡白舌（气虚）

气虚就好比人体的燃料不足，从而导致动力不足，所以气虚典型的临床表现就是无力，以及动则尤甚。无力可以描述为神疲乏力、少气懒言、语声低微、自汗、舌淡、脉虚等。精神无力也叫神疲，给人一种整天蔫蔫的、无精打采的感觉。身体无力也叫乏力，表现为累，做什么都没劲，困倦，不爱说话，即使说话，声音也很低。气虚固摄无力就容易出汗。“动则尤甚”就是活动以后前面的症状会更严重。如果说一个人总觉得很困、很累，浑身没劲，但是跑跑步，出一身汗就能轻松一点儿，这就不是气虚，因为他没有“动则尤甚”。为什么气虚的人会出现“动则尤甚”？我们说“劳则气耗”，本身就是气虚的人，活动之后耗气，导致气更虚，所以原先的症状都会加重。有经验的中医，一听患者说话的声音就知道气足不足，因为“声由气发，气由脏生”“气足者声高，气虚者声低”，在临床中声音的高低也是判断病证虚实的重要症状之一。气虚的人说话声音一般比较小，让人觉得比较文静，比较温柔，不爱吵架。为什么？因为吵架是件很耗气的事，得使劲提高自己的音量，吵完架之后就会觉得很累，绝对属于体力活，所以气虚的人脾气相对来说比较好。

综上所述，气虚的人平常说话声音比较小，懒得说话，并且特别容易感到疲乏，总是感觉没有精神，特别容易出汗，稍一活动就出汗，上气不接下气，还容易感冒。简而言之，气虚的人都比较懒——表现在身体的懒，懒得说话，懒得动弹，懒得管闲事，懒得发脾气，容易累，总喜欢躺着。

为什么气虚的人会有这些表现？中医学认为这是气虚以后脏腑功能衰退，推动功能变差导致的。正常人的声音是由脏腑之气推动而发出的，中医学讲“声由气发，气由脏生”，也就是说，脏腑之气的推动发出了声音。所以，脏腑之气不足，人就不愿意说话，说话的时候声音就比较低；脏腑推动无力，人就觉得气不够用，四肢无力，不愿意活动。还有，在正常情况下“气能固摄”，中医学所讲的气的固摄作用是指气能使人体的津液不流失。当气虚不能固摄津液的时候，津液就会从汗孔排出来，出现多汗的情况。这种汗不是因为天气热，不是因为劳作，而是因为气虚、卫外不固、汗孔过度开放而导致的。

临床中，我们还遇到过这样的患者——自己描述身体虚、没力气，但是在交谈的过程中，我们发现他特别健谈，说话声音还较大，虽然达不到声如洪钟，也是中气十足，这样的患者一定不属于气虚类，作为医生一定不能被患者误导。所以对气虚患者的诊断，听他正常说话时声音的大小是非常重要的。

气虚证常用的中成药有玉屏风制剂、参芪膏、五加参颗粒、人参制剂、参芪制剂、四君子制剂等。

②血虚证。血虚的形成原因，一类是损耗过多，一类是生化不足。

人体的血液是有一定量的，不可过于耗伤，否则就会导致血的不足。什么情况会造成血的损耗过多?

“损耗过多”中最好理解的就是出血，各种类型的出血，当失血量超过了造血量，也就是说新生的血不能满足机体的需要，就会出现血虚，如女性月经过多导致的血虚就属于这个类型。大家一定要注意的是中医的血虚与西医的贫血不一样，贫血所属的中医证型可能是血虚、气血两虚，或者是以气虚为主，也就是说贫血不能与血虚画等号。“思虑过度，暗耗阴血”，这个不太好理解。中医学认为，思虑是神活动的一个方面，思虑要用神，而神的物质基础就是血，用神过度必然耗伤血液，时间一长就会导致血虚。现在很多人工作压力较大，思虑过度，考虑的事情太多，就会出现血虚的症状。为什么称之为“暗耗阴血”？因为我们并没有直观地看到血液的丢失，不像女性的月经可以直观地知道血少了。其他造成血虚的原因，属于损耗过多类的，常见的还有寄生虫病。寄生虫寄生在人体内，损耗人体的气血，也可以导致血液的不足。

再来说说血液的生化不足方面。血液的生化不足，主要原因是脾胃虚弱。中医学认为脾胃是气血生化之源，脾胃乃后天之本，就是说人体的气血是由脾胃对水谷消化吸收变化而来，所以，脾胃虚弱则脾胃的功能差，不能生成足够的气血，就可以导致血虚。

血虚常见的临床表现有头晕，五白（面、睑、唇、舌、爪甲的色淡白），脉细，心悸，失眠，多梦，健忘，肢体麻木，月经量少、色淡或闭经，眼涩。就是说血虚之人的脸、眼睑、嘴唇、舌（图 2.3）以及指甲的颜色都比正常人淡，还容易出

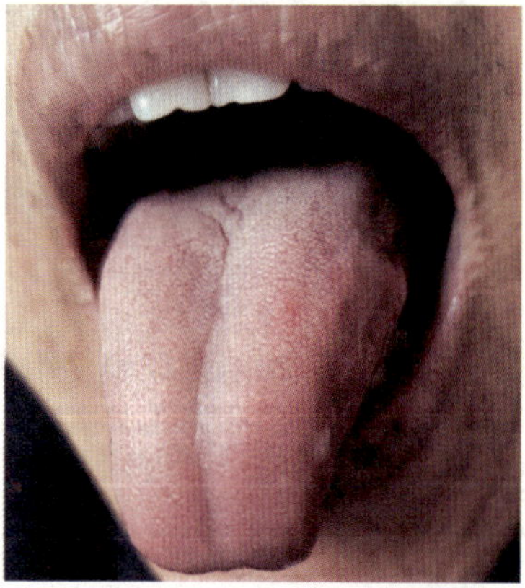

图 2.3　淡白舌（血虚）

现头晕的症状，可能睡眠质量差，经常做梦，甚至彻夜不眠，容易忘事，眼睛干涩，血液不能营养身体时还可以出现肢体麻木，如果是女性还可能出现月经量比以前少，颜色偏淡，严重的还可能出现闭经。

人体的各个部分都需要血的营养，在血虚的情况下，人体的各个部分都可以出现失养的病理变化。我们从头面部开始分析，气血亏虚的人可以出现头晕眼花。很多人蹲一会儿，快速起立后会头晕眼花或眼前一过性发黑，是因为快速起立时，体位发生改变，但是气血未跟上，未到达头面营养头目。《黄帝内经》中提到“目得血而能视”，明确指出眼睛功能的正常发挥靠血的营养。眼睛得到血的营养，才会明亮，视物清晰。只有血到达头面部，营养头目了，才能头脑清醒，看得见东西。当血不足，眼睛失养，就会干涩，出现眼涩的症状。需要注意的是，血虚只是眼睛干涩的原因之一，并不是所有的眼睛干涩都是因为血虚。头面部失养还会出现面部、口唇、舌及眼睑淡白。淡白就是这些部位的颜色较正常的红色偏淡，缺少血的颜色，说明血虚失养。由于血虚不能充盈脉道，脉道变细，就会出现比较细弱的脉象。血不能养神，就会出现失眠、多梦、健忘的症状。如果筋脉得不到血的营养，就会出现麻木的症状。我们平时出现腿麻，多是因为保持一个姿势时间较长，影响了腿部的血液循行，其实就是影响了血液去发挥它的营养作用，而血虚同样也是血不能发挥营养作用的原因。

血虚的人还会出现天热则手脚温、天冷则手脚凉的表现。注意血虚的手脚冰凉与阳虚的手脚冰凉不一样。人是恒温动物，外界环境对体温影响不是特别大，正常人的手脚应该一年四季都是温的，但是血虚的人常表现为外界温度高时手脚温度就正常，外界温度低时就容易手脚冰凉；而阳虚是阳气本身的温煦功能降低，所以阳虚的人表现为一年四季手脚都偏凉。

血是女性月经的来源，当形成经血的源头不足时，月经的量就会变少，还会推迟，导致月经后期，严重的还可能导致闭经。

我们说血虚的人也懒，但是气虚的懒与血虚的懒不一样，气虚人的懒是身体的懒——费力气的事不做；血虚人的懒是精神的懒——动脑子的事不愿做，这种人事一多就头疼。那大家想想气血亏虚的人呢？不仅身体懒，精神也懒。

治疗血虚常用的中成药有四物制剂、维血颗粒、生血宝颗粒、归脾丸、人参归脾丸、人参养荣丸、阿胶补血制剂等。

其实我们平时吃的许多食物不仅可以补充营养，还能够增强造血功能，改善血虚的情况，如银耳就有激活造血功能的作用，可加红枣、冰糖做成银耳红枣羹，味道香甜，平时可以适量服用。

③阳虚证。图 2.4 中的舌不但颜色偏淡，而且是胖大的，同时舌面还有湿滑的感觉，这是典型的阳虚有水湿的舌象。当阳虚程度轻微的时候，体内湿气较重，舌体唾液比较多，可以形成滑苔。当阳虚程度比较重时，津液不能蒸腾而上，反而会口干舌燥，这种人喝水不能解渴。古人形容这种情况如同蒸饭，如果火力足，水汽蒸腾，锅盖上就会有水蒸气；如果火太小了，水汽不能蒸腾，锅盖上则是干的。

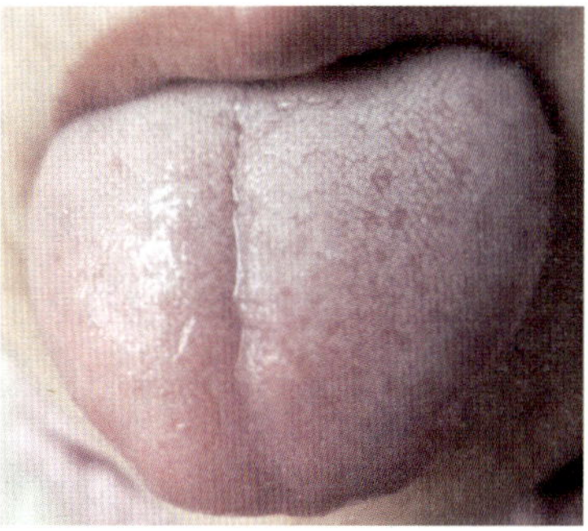

图 2.4　淡白舌（阳虚）

阳虚证的形成原因有先天和后天两方面。先天禀赋不足，素体阳虚，并且随着年龄的增长，阳气愈发不足，阳虚的症状就愈加明显，形成阳虚证。这类患者大多有家族史，也就是有遗传因素。后天因素包含的内容比较多，如生病，长期生病的人，阳气往往不足；还有过度劳累，过度劳累会消耗人体更多的阳气；饮食方面，吃太多生冷寒凉的食物会消耗人体的阳气；再有，自然界寒邪的影响，寒邪侵袭人体也会损伤阳气，致使阳气不足，形成阳虚证。

阳虚证在临床中比较常见，尤其在中老年人群中更是多见。阳虚证最具有代表性的症状就是畏寒肢冷，也就是我们常说的“阳虚则寒”。阳气不足，温煦功能降低，相当于阳光不足，热量不足，无法抵抗寒冷，所以会感到冷，常表现为怕冷、耐热不耐寒（即使炎热的夏天也不喜欢用空调、风扇，到了冬天，又比其他人多穿衣服或者愿意近火取暖，可能阳气足的人还没穿毛衫，阳虚的人都穿上羽绒服了）。为什么年轻的男性常不怕冷？因为阳气足。阳虚的人肢体发凉怕冷，以手和脚最为明显，严重者从腰往下一直到脚都觉得冰凉，甚至有的人描述就像坐在冰块上一样。除此之外，有些人表现为一到冬天就发作或加重，夏天就缓解，或者说“一吃凉的食物或者受凉就发作加重，吃热的食物或者热敷就缓解”，这也是阳虚证的特点。

当然，不同脏腑的阳虚证还具备各自不同的典型症状。阳虚证常出现的脏腑，在五脏中以心、脾、肾为常见。心阳虚的人，除了有上述寒一类的表现，还有心慌、胸闷、气短等表现；脾阳虚的人还有食欲不佳、吃饭量少、腹胀、大便不成形、吃凉东西或者肚子着凉就会腹泻的症状；肾阳虚的人常出现腰部发凉、酸痛，女性常同时出现下腹部发凉、痛经，男性会出现阳痿、早泄。

对于不同脏腑的阳虚证，可以考虑用不同的中成药，如心阳虚可用心宝丸，脾阳虚可用理中丸、附子理中丸、桂附理中丸等，肾阳虚可用右归丸、桂附地黄丸。

如果不愿吃药，可以经常在阳光充足的场所进行适当的运动，这样可以振奋机体的阳气，使阳气升腾、条达；另外，泡温泉、蒸桑拿能温运气机，活血通络，达到调理身体的效果。需要注意的是并不是所有的人都适合蒸桑拿，因为桑拿房的温度较高，可以杀死男性的精子；而且“津血同源”“汗血同源”，同时“汗为心之液”，对于阴血亏虚的人来说是不能蒸桑拿大发汗的。另外，经常做艾灸也是补阳气比较好的方法。

如何从舌象上区分淡白舌是哪种原因导致的呢？一般气虚、血虚或者气血两虚的人，舌体会变小，因为气血太少，舌体中的血脉无法充盈，所以舌体变得又薄又瘦；而阳虚的人，舌体会变大，因阳虚则不能运化水液，水液代谢障碍而滞留在体内，留在舌体，使舌体变大，变成胖嫩舌。所以淡白舌如果质嫩、水滑而且齿痕比较多，主要偏于阳虚；如果舌体瘦薄，齿痕不多，大多是气虚或血虚。当然也可以是阳虚合并气血虚，导致淡白舌。我们可以把舌体当成一个布袋，里面装的东西多，袋子被撑开，就是胖大舌；里面装的东西少，袋子就瘪了，就是瘦薄舌。另外，气血虚与阳虚的人半月痕会变小甚至全无（半月痕就是手指甲上奶白色的半月牙，正常人应该有 7 ～ 8 个半月痕，大小为整个指甲的 1/5 ～ 1/4）。

注：阳虚、血虚可能会出现淡白舌，并不是说阳虚、血虚一定出现淡白舌，如阳虚还可以见到青紫舌。阳虚有寒，寒性收引，寒性凝滞，血管收缩，血液循环障碍（如同冬天

天冷，小河结冰，水就无法运行）就会出现青紫舌。

3. 红舌

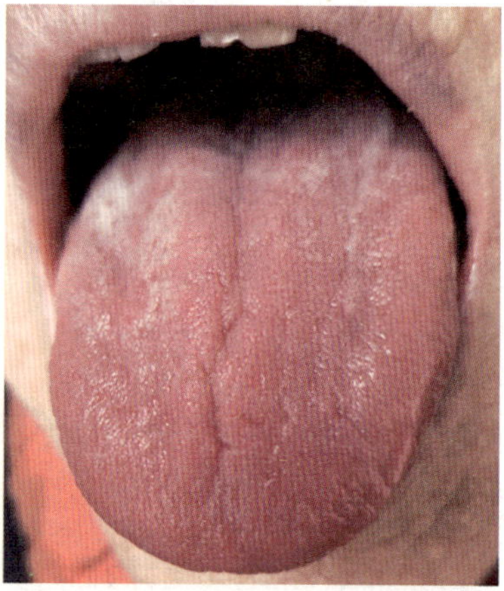

图 2.5　红舌

（1）主要特征　较正常舌色红，甚至呈鲜红色（图 2.5）。

（2）代表意义　红舌多见于热证患者，这里的“热”可以是实热，也可以是虚热。

（3）形成原因　红舌比正常舌体颜色要深。中医学认为“红主热”，就是说红色代表有热。这个“热”包括实热和虚热。先说实热，中医学认为，实热对血的影响是血得热则运行加速，机体有热就会导致舌体脉络充盈，从而出现比正常舌体颜色要深的红舌。再说虚热，中医学认为虚热的本质是阴虚。如何理解阴虚导致虚热？阴的功能有一项是制约阳（阴和阳的关系中有一条是相互制约），若阴虚不能制约阳，会导致阳相对亢盛。阳相对亢盛的直接结果就是出现热象，而这种热我们就称之为虚热。当虚火（热）上炎，就会导致舌色偏红。

（4）鉴别与调养　舌色红给了我们一个非常明确的信

号——体内有热。这非常好理解，也容易记住，但真正用起来却并不简单。到底是哪里的热？是什么类型的热？需要我们继续鉴别。

实热与虚热这两种热在舌象上如何区别？实热的舌象：舌体不小，舌形基本正常，舌苔往往发黄，即舌红苔黄。虚热的舌象：舌体变小，舌形多瘦薄，舌苔偏少，甚至无苔，多数会有细小的裂纹。

除了舌象上的区别，还可以根据病程的长短、面色、问诊的症状，以及脉象等去综合判断，如实热的病程短，虚热的病程长；实热可以是满面通红，虚热多是两颧潮红。实热可见到严重的全身炎症反应——大热、大渴、大汗出、脉洪大等，也可能会出现炎症的局部反应——红、肿、热、痛。虚热是由于体内的阴液不足，导致的虚热内生，火热没有实热那么亢盛（虚证一般都是隐隐的、不剧烈，但是缠绵难愈），虚热典型的临床表现有口燥咽干，潮热，盗汗，颧红，五心烦热，舌红少苔，脉细数。

请大家记住辨证的思路：先分表里、辨虚实，再进一步确定热出现在哪个或是哪些脏腑。中医学所讲的热证有表、里、虚、实之分，各自的表现也不尽相同，常见的有表热、里实热（肺热、心火、肝火等）、里虚热（心阴虚、肺阴虚、肝阴虚、肾阴虚等）。

①表热证。表热证主要指常见的风热感冒。

中医常说感冒要分寒和热。风热感冒最主要的形成原因是感受外界的风热邪气。此类患者往往会出现发热、稍怕风、出汗、头胀痛、口干咽燥或咽喉红肿疼痛、鼻塞、流黄浊的鼻涕、舌红（图2.6）、脉浮数等临床表现。临床中比较实用和好记的点就是咽喉部的不适感（咽干咽痛）和流黄浊的鼻涕。

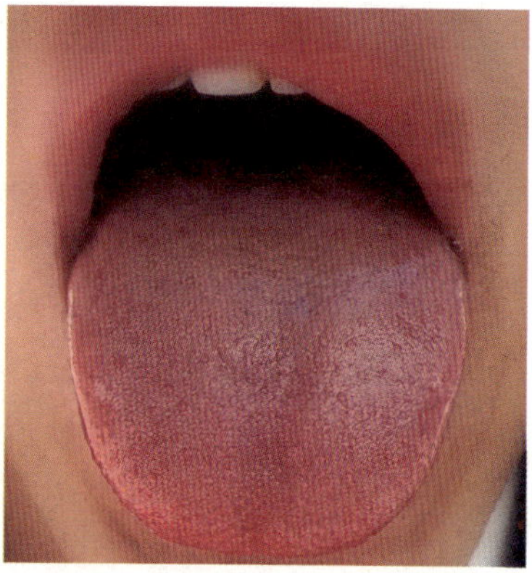

图2.6　红舌（表热证）

治疗风热感冒的中成药种类比较多，如风热感冒颗粒、感冒退热颗粒、金羚感冒片、羚翘解毒片、银翘散等，伴有咳嗽咯痰还可以参考应用连花清瘟胶囊、清开灵、苦甘冲剂等。

②里实热（肺热、心火、肝火、胃热、肠热等）。实热证常见的形成原因可以是天气太热的外在因素，也可以是焦虑烦躁的情绪因素，还可以是吃了太多辛辣燥热食物的饮食因素。这些因素可以单独出现也可以同时存在，导致疾病的发生。如在8月的济南（天气很热），一位42岁的女性因为孩子成绩比较焦虑，又应朋友邀请吃烧烤，出现了一系列的症状，有便秘、头痛、牙痛、眼睛痛、失眠等，伸出舌头一看，舌尖、舌边非常红，中间舌苔黄厚干燥，这就是3种因素同时存在引发热证的案例。

实热存在于不同的脏腑，就会出现不同的症状，但是，它们反映在舌色上都是红色，只不过出现红的部位会有一些不同。如心火偏盛，常以失眠和烦躁为主要临床表现，这种类型的患者会出现舌的尖部比较红；如果是以头晕、烦躁、口苦、胁肋部灼热胀痛等为主要表现的肝胆火盛的患者，舌的边缘会出现明显的红色；其他如肺热、胃热、肠热的患者往往在舌红的同时出现黄厚的舌苔。

常用中成药举例：清气化痰丸、复方鲜竹沥液、橘红片、苦甘冲剂可用治肺热；牛黄清心丸可用治心火；加味逍遥制剂、左金丸可用治肝火；大黄清胃丸可用治胃热；通便宁片、九制大黄丸、当归龙荟丸、清泻丸、通便灵胶囊可用治肠热。

③里虚热（心阴虚、肺阴虚、肝阴虚、肾阴虚等）。中医学所讲的虚热证，是由阴虚导致的。先天禀赋不足，素体阴虚，可形成阴虚证，热病伤阴、久病伤阴等后天因素也可导致阴虚证。

从病机看，阴虚了阳就偏亢，阳亢就生内热。从症状看，阴虚证主要有两个特点，一个是干，一个是热。干，说明阴不足；热，提示阳偏亢。干，主要表现为口干、咽干、鼻干、舌干、大便干、皮肤干等干燥症状，是由阴液亏虚、机体失于滋养所致。热的表现有潮热、颧红、五心烦热等。潮热是阴虚证的主要症状之一。阴虚潮热的特点是下午或夜间出现低热，或患者自觉身热而体温并不升高。阴虚为什么下午或夜间才出现发热？要弄明白这个问题，首先要知道阳气的昼夜循行规律。人体阳气的运行，随太阳的升降而变化。早晨太阳升起的时候，人体的阳气由体内出于体表，中午太阳当空，人体的阳气最盛，之后太阳逐渐降落，人体的阳气也逐渐入里。这和发热有什么关系？当然有关系，因为阴虚本来就有内热，到了下午和夜间，阳气入里而加重内热，即所谓“阴得阳助”，所以低热出现在下午和夜间，到了早晨阳气由里出表，内热减轻，也就不发热了。盗汗也是阴虚证的主要症状之一。盗汗的机制与潮热的机制有相同之处，睡着后阳气入里，加重了内热，逼津外泄而汗出，醒后阳气出表，内热减轻而汗止。阴虚则内热，虚火上炎而出现两颧潮红。五心烦热，其机制也是阴虚内热，其热之所以见于手足心，是因为阴经有热，而阴经走手心、足心。需要注意，并非五心烦热并见才是阴虚证，有的人只出现足心发热，而没有手心发热；有的人只有心中烦躁而不见手足心发热。这种情况虽不能称为五心烦热，但已具备阴虚内热的病机。舌红少苔是阴虚内热的典型体征，有重要的辨证意义。心阴虚、肺阴虚、肝阴虚、肾阴虚往往都有上文提到的这些症状——潮热、盗汗、两颧潮红、五心烦热、舌红少苔，心阴虚（图 2.7）的症状还有心慌、心烦、失眠等，肺阴虚的症状还有干咳无痰或痰少而黏、难以咯出，肝阴虚会有眼睛干涩、声音嘶哑、胁肋隐隐灼痛等症状，肾阴虚会有腰膝酸软、遗精、耳鸣等症状。

常用中成药举例：天王补心丹可用治心阴虚，养阴清肺丸、百合固金丸可用治肺阴虚，杞菊地黄丸可用治肝阴虚，知柏地黄丸、左归丸可用治肾阴虚。

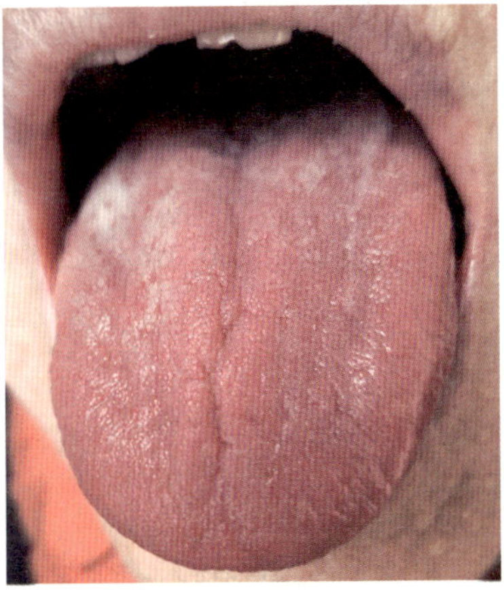

图 2.7 红舌（心阴虚证）

4. 绛舌

（1）主要特征 较红舌颜色更深，或略带暗红色（图 2.8）。

（2）代表意义 热盛，可以是里热亢盛，也可以是阴虚火旺。

（3）形成原因 热入营血，气血沸涌，耗伤营阴；虚火上炎，舌体脉络充盈。当前文“红舌”内容中提到的病症病情加重时，就可以出现从红舌到绛舌的发展。绛舌提示病情偏

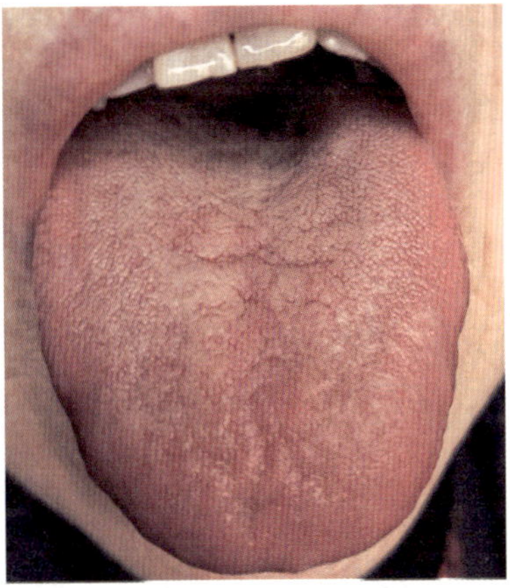

图 2.8 绛舌

重，在这种情况下不建议使用中成药进行调理，需要在诊断明确的基础上，选用汤药来进行治疗，尤其是高热的患儿更要注意及时到医院就诊，进行具有针对性的护理，防止出现其他病症。

5. 青紫舌

（1）主要特征　全舌青紫或局部有青紫色斑点（图 2.9）。

（2）代表意义　气血瘀滞。

（3）形成原因　气血运行不畅会导致舌色偏青偏紫，所以，青紫舌出现的原因主要是气血瘀滞。导致气血瘀滞的原因不同，舌会呈现不同的青紫色。

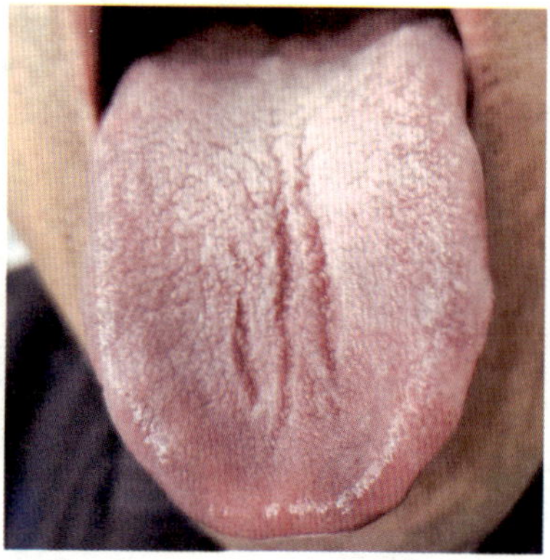

图 2.9　青紫舌

中医学认为可以导致气血瘀滞的原因有很多：

第一，和气有关。中医学认为“气行则血行”“气滞则血瘀”，这个气滞可以是肺气的壅滞，也可以是肝气的郁结。肺气的壅滞往往和慢性肺病有关，肝气的郁结往往和情绪有密切关系，所以我们在临床中可以观察到部分慢性肺病、一些经常生闷气的患者会出现舌色偏青偏紫。血瘀在不同的位置就会出现相应的临床表现，如血瘀在头部，就会产生头痛，血瘀在心脏就会出现心前区的憋闷疼痛。临床中因为情绪因素导致的气滞血瘀是非常常见的。情绪因素中，工作压力、人际关系、家庭矛盾、孩子教育等都占了较大的比重。还有一种与气有关的情况是气虚。气推动血液在血管中运行，气虚则推动力下降，无法很好地推动血液运行，从而造成气血瘀滞。像这种以气的病理改变为基础的气滞血瘀和气虚血瘀，舌色往往是泛青紫色。

第二，寒，可以是实寒，也可以是虚寒。因为寒性凝滞，寒性收引，而“血得寒则凝”，就如同小河中的水在天冷时会结冰或者流动变慢，寒会导致血管收缩，气血运行不畅，这种情况下舌色往往是淡紫或青紫色。

第三，热。热入营血可以见到紫红色或者绛紫色的舌（图2.10）。中医学认为“热盛伤津”“津血同源”，所以，当热盛伤津时，血液中的水分减少，就相当于血液浓缩，则血液变得浓稠、黏滞，从而导致气血运行不畅达。这种以热为基础的紫舌的出现往往是从前文提到的红舌、绛舌发展而来。

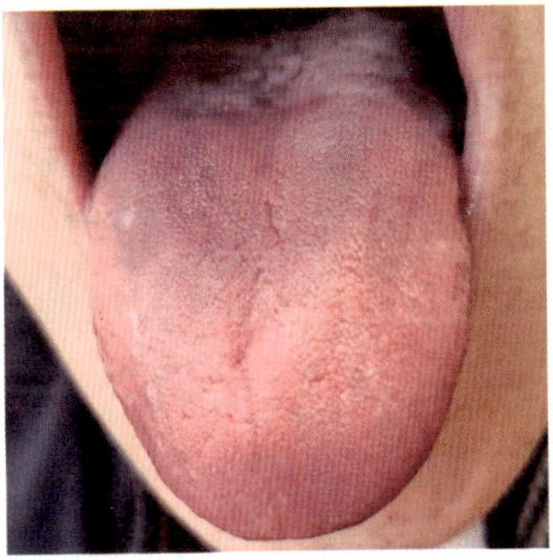

图 2.10　绛紫舌

第四，有形之邪。有形之邪阻滞血脉也可以导致青紫舌的出现，如痰湿、血瘀。痰湿阻滞血脉，就像公路被堵住了车就过不去一样，血管内如果有痰湿阻滞（如血脂高），或者形成血栓，导致血管狭窄或者堵塞，这时血液运行也会出现问题，在舌象就可以表现为青紫舌。

以上几种情况，都是全舌的青紫，即整个舌头都出现青紫的颜色。青紫舌还包括瘀斑舌和瘀点舌。这类舌表现为舌面局部出现斑点，同样是由人体气血运行不畅引起的。出现瘀斑舌和瘀点舌的患者，其气血运行不畅往往是机体局部的气血运行不畅。

在临床中，很多早期冠心病患者的舌尖部会出现瘀点。如果我们在观察舌象时发现某人舌尖部有瘀点，就需要进一步询问他是否有心慌、胸闷，尤其是活动之后喘不上气、胸口疼痛等表现，如果有这些症状，应建议其到医院做心脏的全面检查。

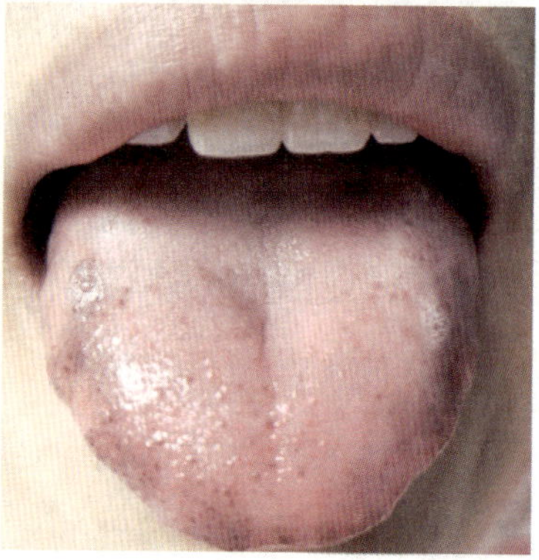

图 2.11　瘀斑、瘀点舌

舌的边缘出现瘀斑或者瘀点（图 2.11）也是气滞血瘀的表现。舌边是肝胆的反射区，而肝主疏泄，条畅人的情志，所以舌边有瘀点或瘀斑的人多有肝的疏泄功能失调，容易出现情绪的改变，如闷闷不乐、烦躁易怒等。疏泄功能失职则气机运行会出现问题，而气有推动血液运行的作用，气机郁滞则无法推动血液正常运行，出现血瘀的表现。

常用中成药举例：活血化瘀的中成药非常多，由于气滞导致血瘀的出现，比较适合的中成药有红花逍遥片，它有一定的理气活血作用，是在逍遥散的基础上增加红花的成分而来；血府逐瘀胶囊、桂枝茯苓丸等也是临床中常用的治疗血瘀的中成药。另外，如果病情比较严重，可考虑使用小金丸，它不但可以活血，而且可以散结。

6. 小结

关于舌色讲了这么多，实际上总结起来非常简单，就 9 个字——淡白虚，红绛热，青紫瘀。淡白舌对应虚证，红绛舌对应热证，青紫舌对应血瘀证。如果舌色太淡或者发白，就是阳虚或者气血不足；如果发红或者绛红，就说明身体有热，可以是实热，也可以是虚热；如果发暗，呈现青紫舌，或者出现瘀点、瘀斑，说明体内有瘀血。需要注意，淡白舌主虚证，包括气虚、血虚、阳虚，不包括阴虚，因为阴虚则热，阴虚的舌是红舌。

从西医角度来说，舌质淡白反映的是全身血液循环量不足，或者血管中红细胞血红蛋白含量较低，可见于中医学中的血虚、阳虚等多个证候。如果舌质偏红，甚者红绛，反映的是血液的高动力循环，见于中医学中的热证，当然这个热可以是实热，也可以是虚热。如果舌质紫暗，反映的是血流缓慢，血液处于高凝状态，常见于中医学中的血瘀证。

（二）舌形

舌形指舌体的形状，是长的还是短的，是厚的还是薄的，是软的还是硬的，是胖大的还是瘦小的，是高凸的还是凹陷的，有没有齿痕或者裂纹之类。正常的舌形是椭圆形；大小与自己的牙床相匹配，不能太大，也不能太小；整个舌面平整，不能坑坑洼洼，也就是无某一部位的高凸与凹陷；正常舌象的舌体边缘应该是光滑圆钝、整洁的，无齿痕、无凹陷或肿胀等。如果舌体太胖，称为胖大舌，说明脾虚，如果舌边还有齿痕就是脾虚有湿；要是舌体瘦长，像个圆柱样，说明气郁，舌体伸展不开；要是舌体又瘦又薄，则是气血不足；如果舌体上出现瘀点、瘀斑，就是有瘀血；如果舌体上出现裂纹，多数是津液受损。

1. 舌质的老与嫩

（1）老舌　老舌的纹理是粗糙的或者是皱缩的，舌的颜色往往比较暗（图 2.12）。老舌主要见于实证患者。

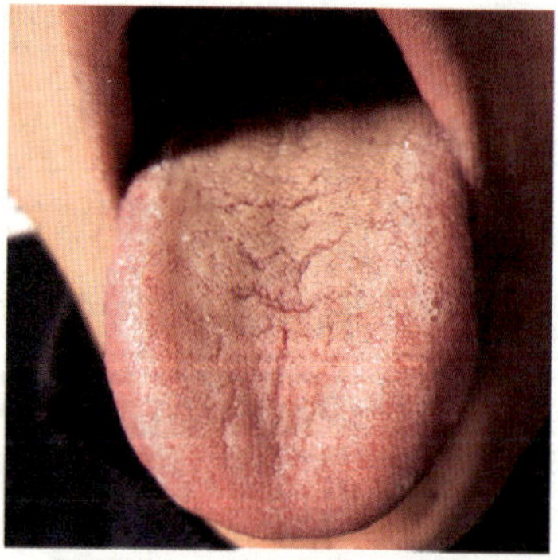

图 2.12　老舌

随着人们生活水平的提高，人们越来越重视身体健康，而中药及药膳是养生保健的重要组成部分。

由于体质分寒热虚实，药物有寒热补泻，所以用中药与药膳来调理体质、养生保健，必须辨清体质是寒是热、是虚是实。

中医学认为疾病的过程就是正邪斗争的过程。邪正的盛衰，也就是它们之间力量的对比，决定了病证之虚实。以正气不足为主，就会表现为虚证；以邪气亢盛为主，就会表现为实证。《素问·通评虚实论》说："邪气盛则实，精气夺则虚。"所以，辨别虚实就是判断机体邪与正之间的力量对比。判断虚实的意义就是为确定使用扶正或祛邪的治法提供依据。

邪气是怎么来的?

邪气可以是外来的，如风、寒、暑、湿、燥、火；邪气也可以是内生的，如脏腑功能失调、水液代谢障碍产生的痰、饮、水、湿，血液循行出问题导致的瘀血。

如果人体的正气不虚，邪气与人体的正气斗争就可以发病而形成实证。实证的病位可涉及所有脏腑、经络及气血，所以实证范围很广，临床表现也各不一致。但总体来讲，实证具有病程较短、体质较强、声音偏高亢、气息偏粗、疼痛拒按、舌质苍老、脉象有力等临床特点。

特别强调，实证的舌质苍老、脉象有力，与虚证的舌质娇嫩、脉来无力形成了鲜明的对比。

（2）嫩舌　嫩舌的主要特征是舌质的纹理比较细腻，看起来非常娇嫩，舌的颜色往往是浅淡的（图 2.13）。嫩舌主要见于虚证，是体质虚弱的一种表现。它可以见于一些长期的、慢性的、消耗性的疾病（也就是把正气消耗掉了），或者急性感染之后（正气大伤，还没恢复过来，自然就会出现一些虚弱的症状，如浑身无力，无精打采，不想说话，即使说话声音也很低，食欲不振，消化不良，大便稀软或者免疫力低下，容易感冒、发炎、感染等）。对于各种类型的虚证，当舌体失去营养支持，舌体的脉络不充时就会呈现纹理细腻、浮胖娇嫩、舌色浅淡的状态。相对来说嫩舌在阳气不足、水湿内盛的患者身上出现的概率更高。

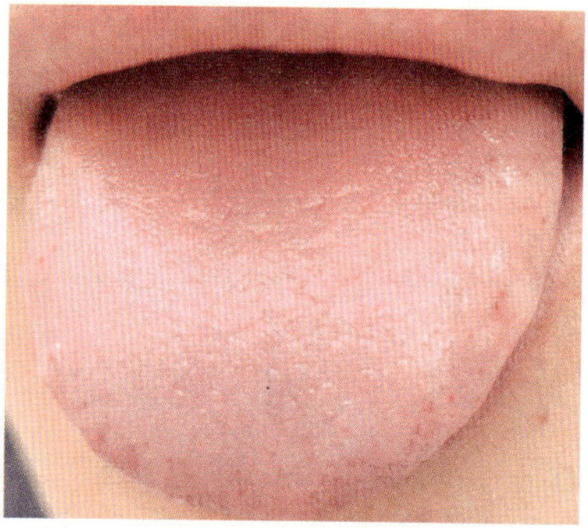

图 2.13　嫩舌

虚证是怎么形成的？虚证的表现有哪些？

中医学认为虚证形成的原因，首先是先天禀赋不足，这样的人往往脏腑机能衰弱，就是脏腑的功能比较差。另外，虚证常见的形成原因还有后天失调，如饮食失节、七情内伤、劳逸过度、久病大病等损伤正气。饮食失节，如吃得过多或是吃得过少，吃得过凉或者吃得过辣等；情绪方面，如过于忧愁焦虑等；还有过于劳累，或者过于安逸，运动量过少；再有生病时间较长，或者病情较重。

病程长，体质弱，既是形成虚证的因素，又是虚证的特点。虚证的范围很广，包括阴、阳、气、血及脏腑之虚损，其临床表现也各不相同，但总体来讲，可以概括为以下几个方面：病程较长、体质较弱、声音低微、气息偏弱、疼痛喜按、腹满时减、舌质娇嫩、脉象无力等。

中医学认为，“声由气发，气由脏生”，如果正气不足，就会导致人发声无力，说话音量比较低，气息微弱。

疼痛是由于阴阳气血亏虚、脏腑经脉失养所致。虚证的疼痛为什么喜按？按是指按压、按摩。按有助于阳气的恢复，有助于气血的运行，由此可减轻虚证的疼痛。所以，虚证患者喜欢按，如果阳虚，还会喜欢温热。

这里最难理解的一条是“腹满时减”。先看为什么会腹满？这个腹满不是实证，而是虚证，在脾胃气虚证中最常见。中医学认为，“清者不升，浊者不降”会引起腹满。腹满时减是指腹部胀满时轻时重，这是因为气“时通时不通”。气机稍微通畅一些，胀满的情况就会减轻；气机不畅，腹满就会加重。这个“腹满时减”特点与实证的“腹满不减”形成了鲜明的对比。

需要强调的是，“舌质娇嫩，脉来无力”是虚证的重要特征，是诊断虚证的重要依据。疾病是正邪斗争的过程，也是耗伤正气的过程，病程越长，正气越衰，体质越弱。再举一个例子帮助大家理解虚证和实证：咳嗽有新久之分，病程有长短之不同，新咳者病程短，正气尚足，是实证咳嗽；久咳者病程长，正气已虚，就是虚证咳嗽。

2. 舌体的胖与瘦

需要注意的是，舌体的大小、胖瘦不能用数据来衡量，并不是说人的舌体必须要有多厚、有多长、有多宽，因为正常的舌体大小要与自己的身高、头的大小、口腔的大小成正比，只要它们成正比，那舌体就是不胖不瘦。掌握这一点，大家再注意多观察，就可以得出正确的结论。

（1）胖舌　胖舌比正常舌大而厚，伸舌满口。胖舌的临床意义一定要结合舌色进行全面分析。颜色是淡白的，舌形是胖的，称为淡胖舌（图 2.14）。淡白舌主气虚、血虚和阳虚，舌体胖大而淡白，仍然主虚证，主要是阳虚，水湿内停。如果舌体胖而舌色红，称为红胖舌。红色主热，舌体胖，说明有湿或是有痰湿，合起来，红胖舌的主病就是湿热和痰热。

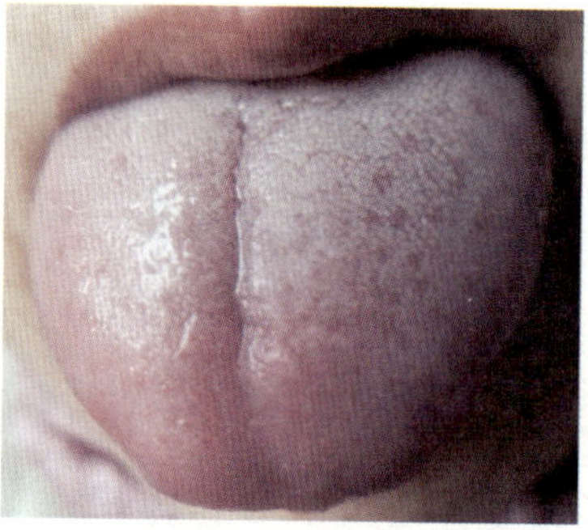

图 2.14　淡胖舌

胖舌形成的根本原因是津液输布障碍，导致痰饮水湿等病理产物的产生。

中医学认为水液的代谢和多个脏器有关，参与水液代谢过程的脏腑各有其功能特点。

①脾。脾的主要作用是运化水液。运化水液包括津液的

生成，还包括津液的输布，使津液能上达于肺，下达于肾。所以，脾在中焦转输水液之上下。

②肺。肺在上焦，肺对人体水液代谢的作用，中医概括为通调水道。那么肺是怎样通调水道的呢？一方面是将津液输送到全身去发挥津液的生理作用；另一方面就是将人体利用过的津液下降至脾肾。所以，我们讲肺的通调水道功能主要通过以上两个途径来完成。

③肾。肾居下焦，肾在水液代谢过程中起关键性作用，中医概括为“肾主水”。肾主水主要表现在两方面：一方面，通过肾的气化作用将肺脾输布下来的水液（这个水液是浊液）一分为二，分成浊中之清和浊中之浊，将浊中之清保留，在人体中重新利用，将浊中之浊排泄到膀胱；另一方面，肾的气化作用还作用于脾和肺，促进脾和肺的水液代谢。而且，肾阳是一身阳气的根本。

综上所述，中医学认为人体的水液代谢主要靠肺、脾、肾三脏来完成，其中，肺是水的上源，肾为水之下源，脾是水液代谢的转输站。除此之外，还需要肝的疏泄作用、三焦的通利作用等。当因各种原因导致肺、脾、肾中一脏或多脏功能失调时，就会产生水液代谢障碍的病理产物，这些病理产物被称为痰、饮、水、湿。痰、饮、水、湿之间的关系，可表述为湿聚为水，积水成饮，饮凝为痰。浊者为痰，清者为饮，更清者为水，湿是一种弥漫浸渍的状态。所以，我们说痰、饮、水、湿之间的关系是“同源异形，可共同致病”，四者来源相同，可以相互转化，很多时候又同时存在。

有的人简单了解了一些中医知识，或者接触了懂中医的朋友，经常会给自己下一个结论——“有湿气”，于是就开始食疗，用了很多的薏苡仁和赤小豆，但发现效果并不明显。这是因为大家所说的“有湿气”其实是很笼统的说法，需要结合具体的临床表现，了解其形成原因，判断具体属于痰、饮、水、湿中的哪种类型，才能有针对性地采取措施。

淡胖舌形成的主要原因是水湿，主要由脾肾阳虚造成，可见于脾阳虚、肾阳虚、脾肾阳虚者。红胖舌则代表水湿或痰湿化热了，也就是湿热和痰热。

还有一种胖舌叫肿胀舌，是由热导致的，因此舌体的颜色为红色。为什么胖？大家可以想想“热胀冷缩”的原理。因为热导致血管扩张，血容量增加，热将血液推至头面部就表现为面红目赤，到了舌头就表现为红色的肿胀舌，实际上就是舌及舌黏膜的充血肿胀。

那如何区分胖舌是由湿导致的还是由热导致的呢？这就要看舌的边缘有没有齿痕——湿导致的有齿痕，热导致的没有齿痕（详见后文“齿痕”）。

（2）瘦舌　瘦舌比正常舌瘦小而薄。舌体瘦小主虚证，包括阴虚和气血不足。舌体瘦小，颜色发红，称为红瘦舌

（图 2.15），临床见于阴虚火旺者。舌体瘦小，颜色发白，称为淡瘦舌（图 2.16），临床见于气血不足者。

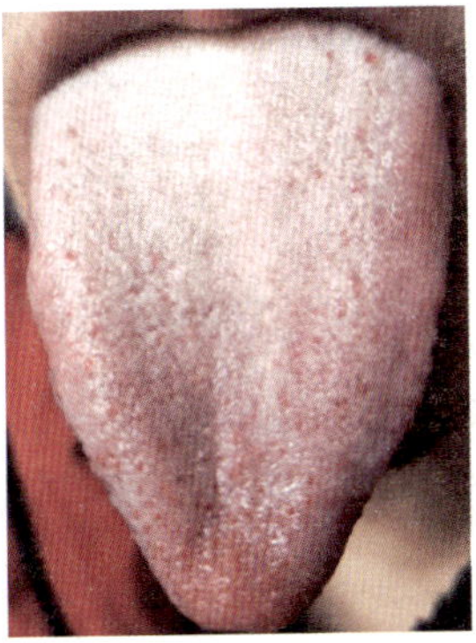

图 2.15　红瘦舌

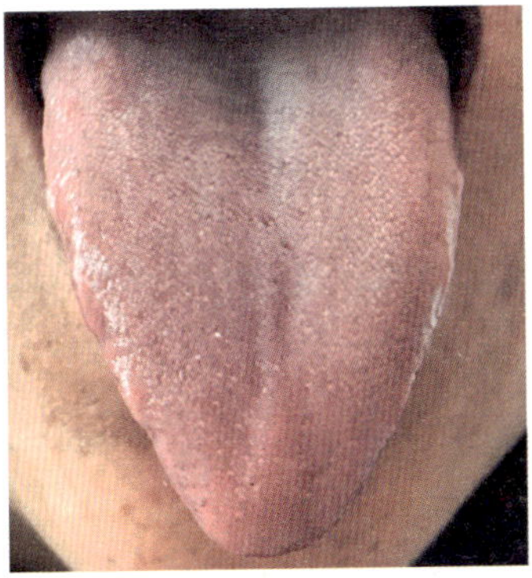

图 2.16　淡瘦舌

舌瘦主虚，表明舌体失去了滋养。气血不足，不能充盈于舌体，舌失濡养；阴液不足，不能充盈于舌体，舌亦失濡养。再结合颜色，舌红主热，舌淡主虚，这样结论就出来了：舌体瘦小，颜色发红，说明是阴虚有热；舌体瘦小，颜色淡白，为气血不足。气虚、血虚、气血两虚都可以出现舌体瘦小而淡白的舌象。是阴虚还是气虚、血虚，主要看舌体颜色的变化，发红的是阴虚，淡白的是血虚、气虚。这个规律掌握和运用起来比较简单。

（3）小结　胖舌主湿或者热，其中淡胖舌多主痰湿，红胖舌多主湿热或痰热，另外，肿胀舌由热所导致，故其舌体表现为红色。瘦舌（多又瘦又薄）主虚证，包括气虚、血虚、阴虚，而不包括阳虚（阳虚的舌形是胖舌，因为阳虚可致水停，水停于舌，则为胖舌）。

3. 点刺

点刺舌主要表现为舌面有红色或紫红色星点（图 2.17）。点，指突出于舌面的红色或紫红色星点。小者为点，称红点舌；大者为星，称红星舌。刺，指舌乳头突起如刺。舌上有摸之棘手的红色或黄黑色点刺，称为芒刺舌，多见于脏腑热极、血分实热。

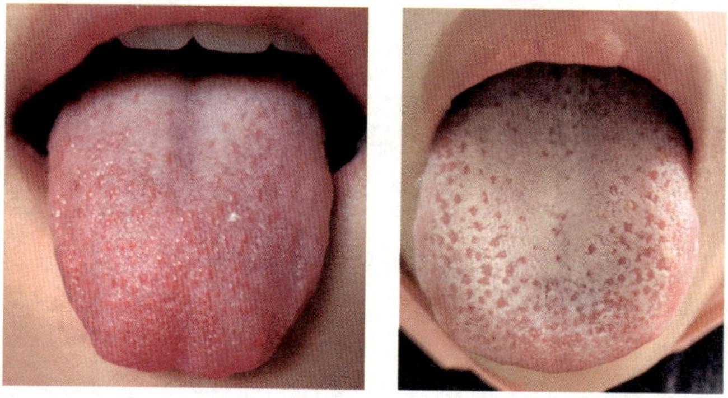

图 2.17　点刺舌

舌的蕈状乳头增大，充血水肿形成了红点舌；舌的蕈状乳头增大、高突，并形成尖锋，则为芒刺舌。点刺舌包括红点舌和芒刺舌，二者没有本质的区别，只有程度的差异，它们的主病是一致的，都是阳热亢盛。这里的阳热亢盛可以是外感病的热盛，也可以是内脏疾病的火热亢盛，但还是以外感热病为主。特别是芒刺舌，主要见于外感热病。

有点刺舌的人容易出现热扰心神的临床表现，如心烦、焦虑、紧张，严重的还会热极生风，出现皮肤瘙痒，易患过敏性的疾病（过敏大多跟风有关，容易出现皮肤瘙痒）。如果芒刺或红点特别多，散布于大部分舌面，特别是舌尖与舌边，这个人还可能是过敏体质。需要注意的一点就是快来月经的女性可以出现芒刺舌，芒刺集中在舌尖时月经来的会比较顺畅。芒刺分布比较广泛经常见于多囊卵巢综合征的患者，此类患者多数会出现月经后期的临床表现，甚至可见闭经。

正常人中有 2% ～ 3% 可以出现生理性红点舌，这就需要结合舌色分析，正常人不具备红舌的舌色特征。

4. 裂纹

裂纹舌表现为舌面上出现多少不等、深浅不一、形状各异的裂纹或裂沟（图 2.18）。舌体上面的裂纹形状不同，有横的，有竖的，还有半圆形的，不管是什么形状的，只要舌面上出现裂沟，舌苔不能覆盖，都称为裂纹舌。

红绛舌且有裂纹多见于热盛伤津，或阴虚液涸；淡白舌且有裂纹多见于血虚不润；舌淡白胖嫩、边有齿痕且有裂纹则见于脾虚湿浸。

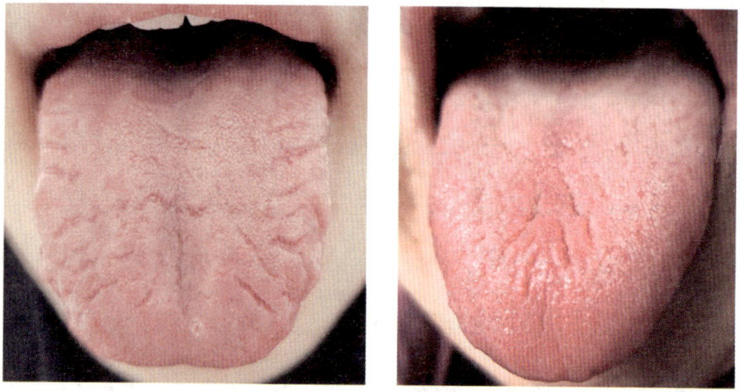

图 2.18　裂纹舌

裂纹舌可见于热盛伤津，津液不足，也可见于阴虚、血虚，还可见于脾虚湿盛。如何理解？裂纹舌的形成可以类比土地的裂纹，那么土地在什么情况下会出现裂纹？除了地震的因素，最常见的原因应该是缺水或者说是干旱。同样的道理，舌上出现裂纹，其根本的原因就是津液不足。

热盛、阴虚、血虚、脾虚这四者是如何导致津液不能滋润舌的？最好理解的是热盛伤津，因为热可以损耗津液，津液少了，濡润作用下降，所以导致裂纹产生。阴虚也好理解，阴液本就要发挥滋润作用，阴虚势必滋润不足。血虚不太好理解，但如果知道“津血同源”的道理就不难理解了。血液中大部分成分是津液，若血虚，津液就会不足，从而导致濡润作用下降。脾虚最难理解，大家可以想想用手洗衣服，时间久了，手上会有些竖的皱纹。洗衣服的水对于身体来说是不能利用的废水，相当于身体内不能利用的废水——痰湿、水湿之类（脾虚容易形成痰湿），而细胞还是处于缺水状态，因此容易形成裂纹。所以脾虚的患者在有胖大齿痕舌的同时又可以出现裂纹。胖大、齿痕是因为脾虚体内水湿、痰湿停聚（身体不能利用的废水），裂纹是因为细胞或组织缺水（有营养的、身体可以利用的津液）。

舌上裂纹的多少、深浅与病情的轻重程度有直接关系，如果裂纹少、浅，代表病情要轻一些；如果裂纹多、深，代表病情要严重一些。

另外，正常人也可以出现裂纹舌，大约占正常人群的0.5%。正常人的舌出现裂纹时，舌体的颜色和舌苔的厚薄应该是正常的，这种裂纹舌的裂纹里有舌苔覆盖，属于先天性裂纹舌。怎么去理解？大家可以看自己手上的手纹，那是正常的，因为有皮肤覆盖，但是如果不小心用刀在这划了一下，就会出现裂口，没有皮肤的覆盖，这就属于伤口了。二者之间的区别是有无皮肤的覆盖。同理，正常的裂纹和异常的裂纹之间的区别是有无舌苔的覆盖，这可以帮助大家判断舌上的裂纹是否正常。

5. 齿痕

舌体边缘出现牙齿的痕迹，称为齿痕舌（图 2.19），常与胖大舌同见，可见于脾虚、水湿内盛者以及部分正常人。

齿痕是由于牙齿压迫舌边所致，所以齿痕舌的形成取决于舌体大小与牙床是否成比例，当然还可能因为牙齿排列不整齐而形成齿痕舌。病理状态下的齿痕舌，如果舌体是淡白色的，多数是脾虚而且有湿。有湿的患者还具备舌苔偏腻或者偏滑的特征。如果舌红而有齿痕，往往是内有湿热。

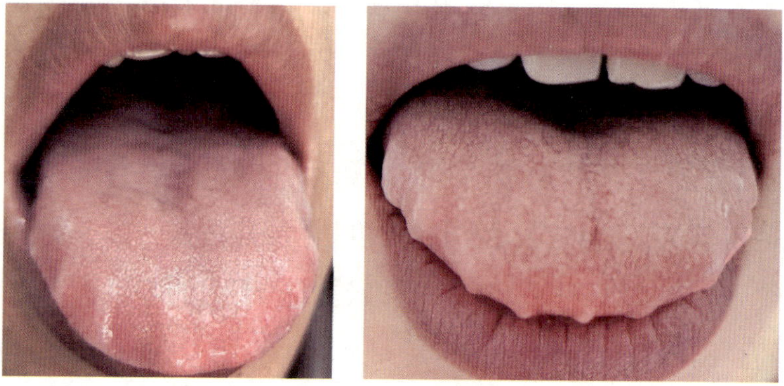

图 2.19　齿痕舌

如果是生理性的齿痕舌，可能是生来舌体偏大，或者是牙齿排列不整齐造成的，舌色应该是淡红色的。所以观察舌色是区别生理性齿痕舌和病理性齿痕舌的关键。

6. 凹凸

中医学认为“凹陷为虚，高凸为实”，在舌体同样适用。下面我们将舌体分部来看凹凸。

（1）舌尖 舌尖应该是圆滑的（图 2.20），不应该出现舌苔、齿痕、芒刺或瘀点、瘀斑等，也不应该出现凹陷或高凸，如果出现这些病理改变，都与中医学中心的病变有关（中医学的心还包括西医学脑的部分功能）。

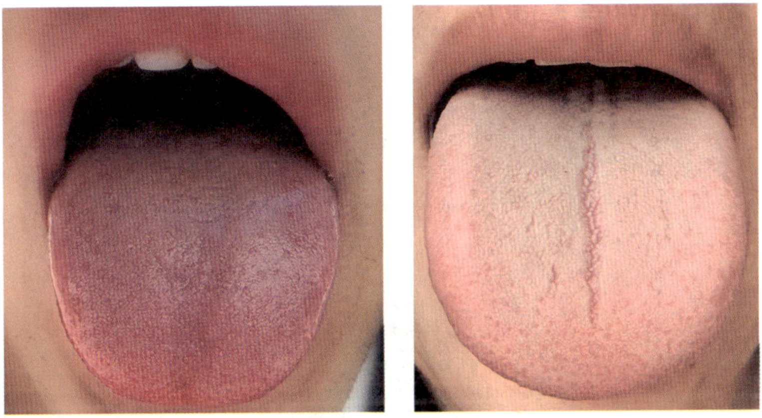

图 2.20 圆滑的舌尖

舌尖凹陷（图 2.21）说明虚，而舌尖是心的反射区，按传统中医来说就是心的虚证。心的虚证包括气、血、阴、阳的虚，具体是哪种虚，还要根据舌色及舌形的改变去鉴别。如果是心阴虚，应该是红瘦舌，舌色偏红，舌形是瘦薄的；如果是心阳虚，应该是淡胖齿痕舌，就是舌色淡白，舌形胖大，边有齿痕；如果是气血亏虚，则是淡瘦舌，就是舌色淡白，舌形瘦薄。不论是哪种虚，舌尖凹陷的人，都容易因为心神失养而出现睡眠的问题。心导致的睡眠问题多是入睡困难，多梦。睡眠质量不高、睡眠时间不够就会精力下降，甚至出现头晕、健忘、反应迟钝，因为心主神志。心的虚证还容易出现心慌，这是心脏失养的一个症状。我们说天为阳，地为阴；在人体则头为阳，脚为阴；在舌体则舌尖为阳，舌根为阴。如果舌尖内收、回缩，多为心阳不展，除了会出现上文舌尖凹陷的常见症状外，还容易出现情绪的改变和对外界事物不感兴趣等表现。有的患者的舌尖甚至已经接近平直（图 2.22）。

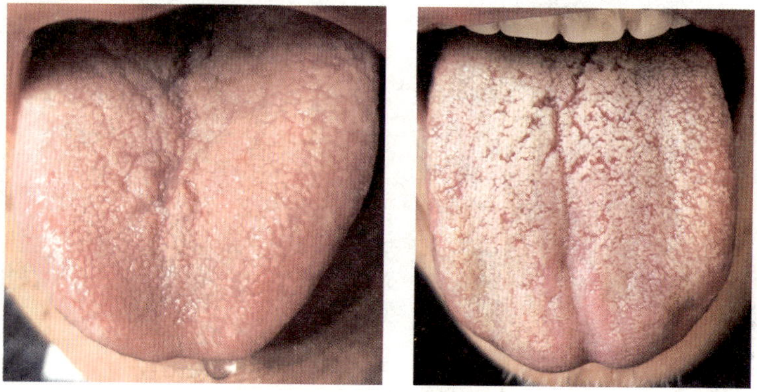

图 2.21　舌尖凹陷

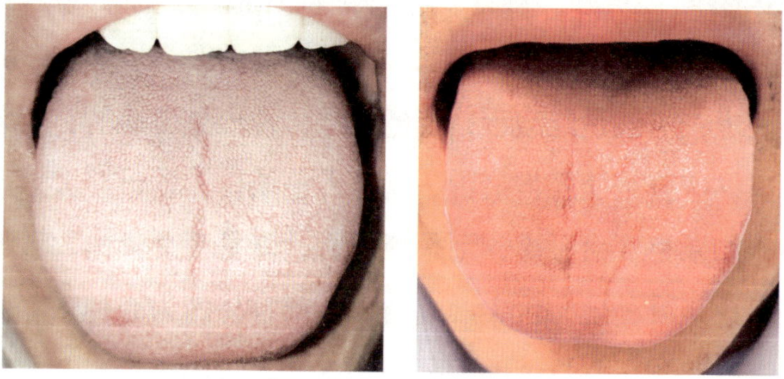

图 2.22　舌尖平直

“凹陷为虚，高凸为实”，舌尖高凸（图 2.23）表示实证，多为心肝火旺、上冲头脑之象，火推着气血往上走，气血都充到脑袋里就容易出现头痛、头晕、面红目赤等症状；心火上炎，热扰心神，可见失眠、多梦、心慌、心烦等症。临床中我们发现，这种舌尖高凸的人多数舌色是红色的，脾气多是比较暴躁的。

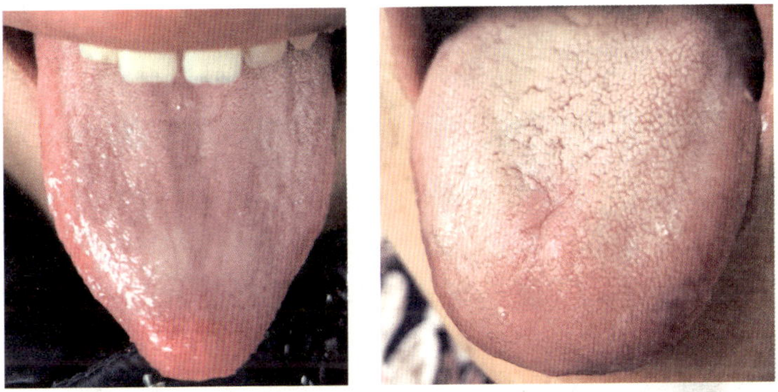

图 2.23 舌尖高凸

舌尖还有一种特殊的凹凸表现，就是舌尖的左右两侧大小不一样。正常情况下舌的正中线应该把舌分成了左右对等的两半，不应该一边大一边小，如果两边不对等，那么此人的气机一定出了问题，在舌尖的体现就是左侧舌尖大于右侧舌尖（图 2.24），或者右侧舌尖大于左侧舌尖（图 2.25）。脏腑在舌体上的反射区还有一种划分方法，就是左肝右肺，舌体的左侧为肝，右侧为肺，如果左侧舌尖大于右侧舌尖，就是肝升太过（淡红舌），或心肝火旺（红舌）；右侧舌尖大于左侧舌尖，就是肺气不降。

左侧舌尖大于右侧舌尖可能会有口苦咽干、头晕目眩、食欲不振、心烦易怒、眼睛干涩、头部胀痛等临床表现，有一些中老年人还可能会有高血压、睡眠不好等问题。右侧舌尖大于左侧舌尖多数可见咳嗽、腹胀、大便费力等，因为肺与大肠相表里，肺气不降，则大肠之气也不降，所以排便费力，用不上力气；另外，肺气不降，则胃气也不降，就容易出现胃胀、腹胀的现象。

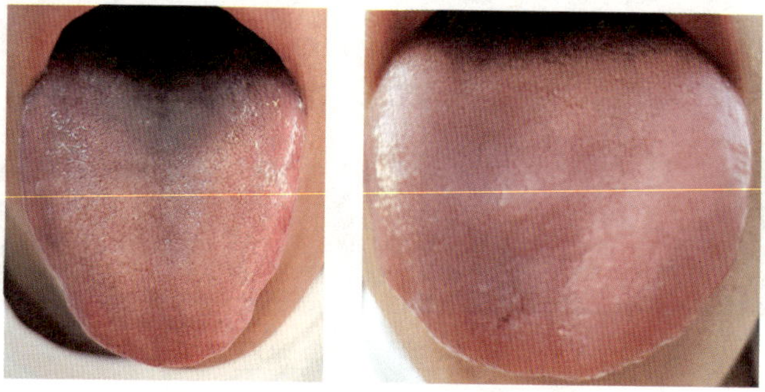

图 2.24　舌尖凹凸（左>右）

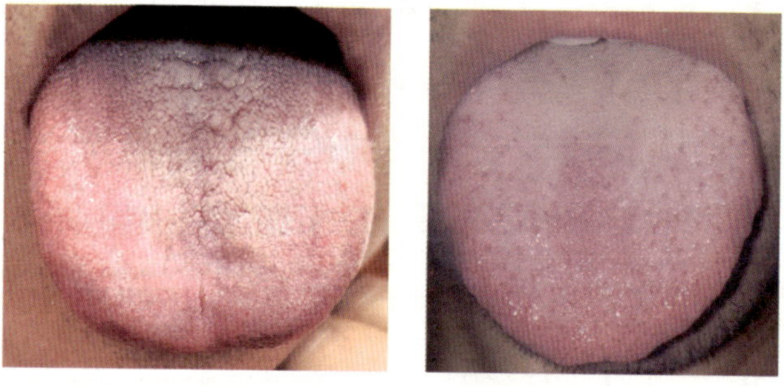

图 2.25　舌尖凹凸（右>左）

如果是肝升太过，则需要降肝气，可以用些重镇的药物，如龙骨、牡蛎、石决明等。如果肺气不降，可以用些降肺气药（如苦杏仁）和通腹药（如大黄）。

还有一种表现就是舌体左右两侧高低不同。如果舌体的右侧偏高（图 2.26），则为肺气不降；左侧偏高（图 2.27），多为肝气郁结或肝火旺盛。

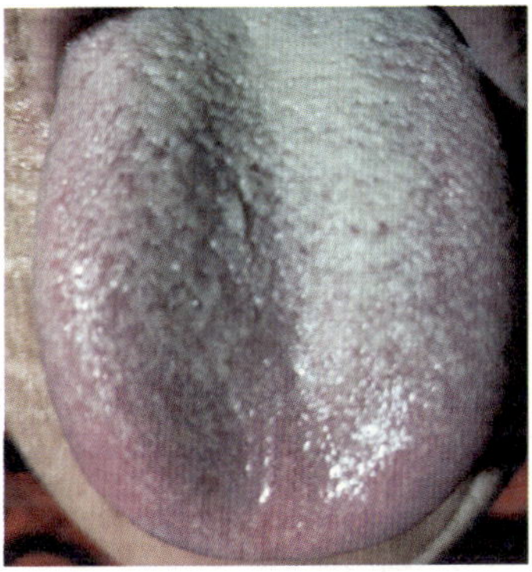

图 2.26 舌右侧偏高

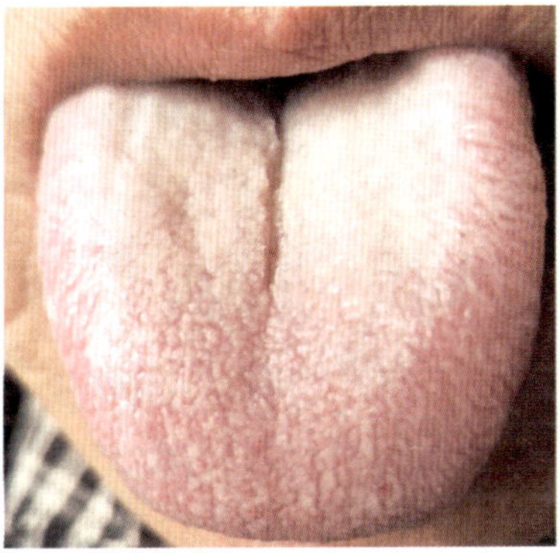

图 2.27 舌左侧偏高

正常人的舌尖无苔，如果有苔（图 2.28），多为阳虚，痰湿重。舌尖是心的反射区，心在五行中属火，而苔在一定程度上代表了水液的分布，“水火不容”，有火在的地方不应该有水，因此不应该有苔。舌尖有苔的人常会有头昏沉如裹的感觉，记忆力减退，健忘，整个人感觉比较压抑，做事情爱拖延，比较懒惰。

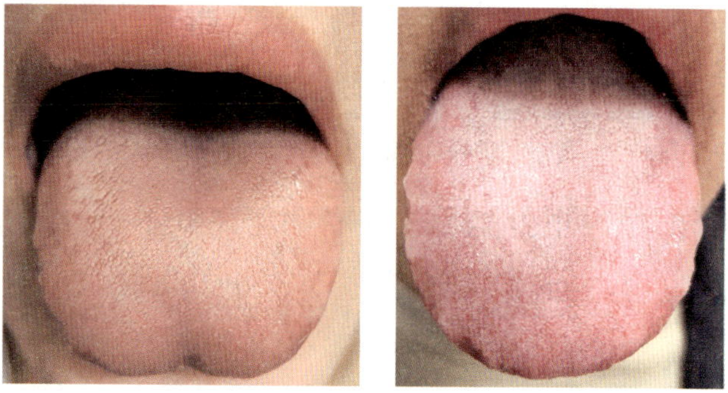

图 2.28　舌尖有苔

（2）舌缘　舌两侧少苔的地方是舌缘。正常舌象的舌形为椭圆形，舌边无齿痕，舌面平整（无高凸也无凹陷），无裂纹，但在临床中，我们发现舌体的边缘可以出现很多病理改变，如舌缘的高凸和凹陷。

①舌缘高凸（舌缘肿大）。舌缘高凸分两种情况：

第一种是舌的两侧有向上的隆起，反映体内有有形之物，一般非痰即瘀，多提示肝大或者占位，即肝胆有可能存在器质性病变，最常见的就是脂肪肝，严重的还可以是肝硬化、肝癌等。如果患者患有肝癌，舌的两侧除了向上隆起，还有瘀斑或者瘀点，而且一般舌色较暗，舌苔非常厚腻。舌两侧是肝胆的反射区，肝主疏泄，主管人体的气机，调畅人的情绪，所以只要舌缘出现病理改变，基本会有情绪不好、睡眠不佳的临床表现，这个情绪不好可能是情绪低落、生闷气、不开心，也可能是烦躁易怒，具体属于哪一种，可以根据舌色去判断。舌缘的高凸多与舌中的凹陷同时出现（图 2.29），常见于肝郁脾虚的患者。

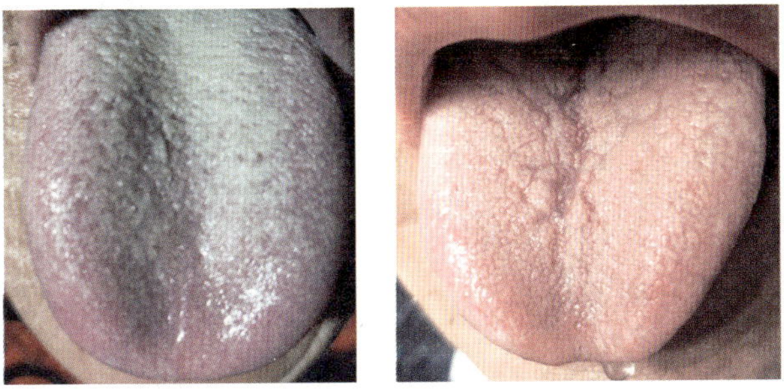

图 2.29　舌缘高凸，舌中凹陷

第二种是舌两侧往外凸起——外凸（图 2.30），多见于占位性病变，这个占位可能是肝的问题，也可能是胆的问题。如果是胆的问题，多数是胆囊息肉、胆结石等良性的占位性病变；如果是肝的问题，可能是肝囊肿、肝血管瘤、肝癌、肝转移等。癌症患者如果原来无舌缘肿大而新发舌缘肿大，很有可能是肝转移。舌缘外凸的人多数会有厌食油腻的表现，女性还可能有月经前或月经期的乳房胀痛不适等表现。

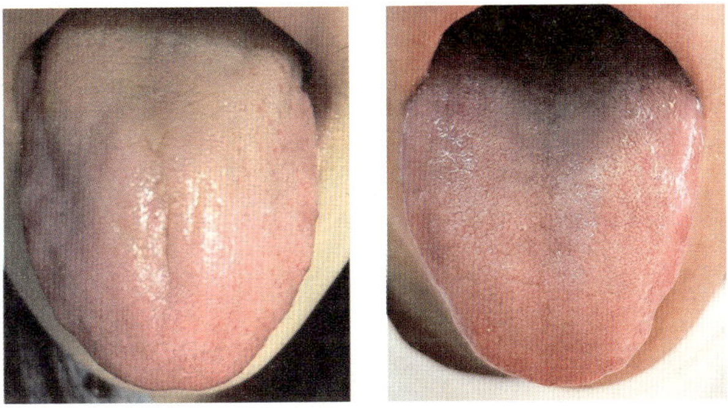

图 2.30　舌缘外凸

②舌缘凹陷（图 2.31）。舌缘凹陷也分两种情况：

一种是舌缘的一侧或两侧相对于整个舌面来说是凹陷的，如同台阶一样，所以有人将其称为台阶舌。“凹陷为虚”，舌的两侧是肝胆的反射区，所以这表示肝胆的虚证。不论是肝胆的哪种虚证都会影响肝的疏泄条达，肝气不条达则为肝郁，所以舌两侧凹陷的人都爱生气。台阶舌多伴随舌边颜色的改变，如颜色变红，因为红主热，所以会有肝阴虚的表现，如情绪的改变（烦躁易怒等）。如果是女性还会有月经的改变，因为“女子以肝为先天”，所以肝的问题对女性影响更大一些。肝阴虚还可能会有潮热、盗汗、颧红、五心烦热、舌红少苔、脉细数等阴虚证的临床表现。肝开窍于目，阴虚则眼睛失养，还可能会有眼睛干涩的表现，甚至出现夜盲。因为舌的两侧是肝胆的反射区，所以还可能会有厌油感和显著的乏力感。因为脂肪主要的代谢场所在肝脏，所以肝出现问题的时候可能出现消化功能的异常，表现为胃胀、食欲不佳、显著的厌油感等。中医认为“肝为罢极之本”，这一说法最早见于《黄帝内经》，说明肝主管筋的活动，能够耐受疲劳，所以肝有问题的人还容易不耐疲劳而出现乏力感。

另一种是舌缘的内收（图 2.32、2.33），表现为舌两侧自前向后，宽度基本一致，瘦削而直，这种舌象以女性多见。舌两侧为肝胆，正常应该舒展，形成椭圆形，而舌两侧内收，也就是未正常舒展。这种舌象代表了肝郁，即肝的疏泄功能出了问题，肝失疏泄就容易出现情绪的问题，情绪不好的人睡眠也会出问题；还代表肝血或肝阴不足，肝疏泄功能的正常发挥全赖阴血的濡养，因为“女子以肝为先天”，所以阴血不足对女性的影响更明显，容易出现月经不调、经血量少，严重者出现闭经。《金匮要略》云“见肝之病，知肝传脾，当先实脾”，肝失疏泄则会影响脾胃的消化吸收功能而出现饮食方面的问题，特别是那种本身就脾虚的人，生气之后，容易食欲不振（吃不下饭）、失眠（睡不着觉）。

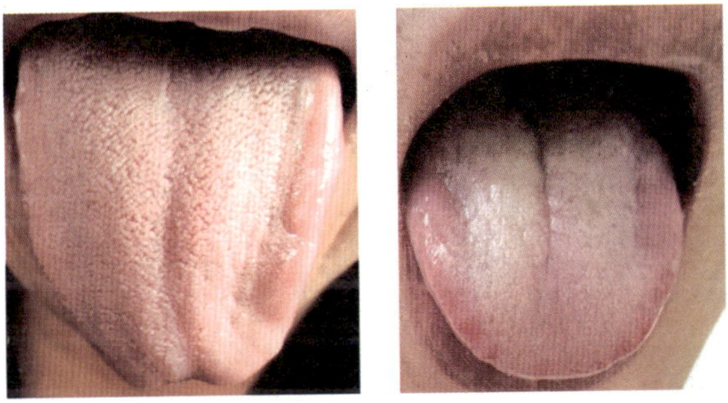

图 2.31　舌缘凹陷

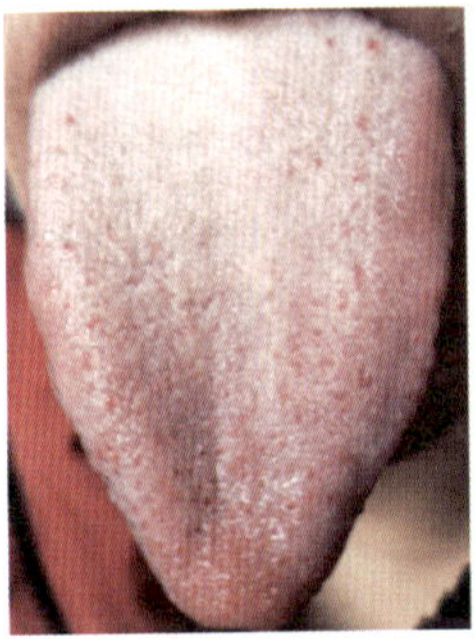

图 2.32　舌缘内收（长条舌、三角舌）

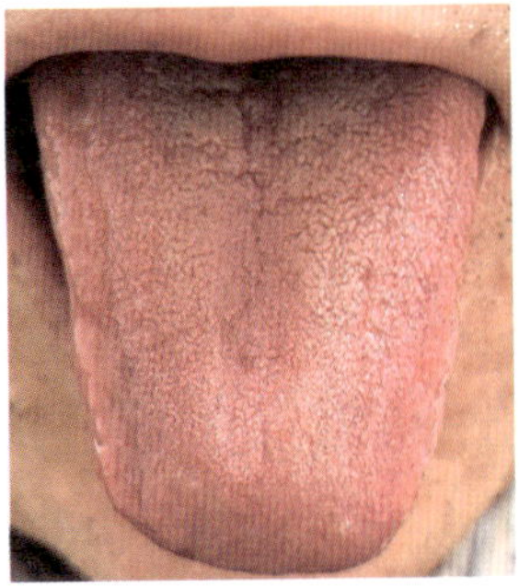

图 2.33　舌缘内收（方形）

（3）舌面

①舌面凹陷。临床中我们经常遇到舌面有一个坑的舌象，就像勺子一样，中间是凹陷的，边缘是高凸的，专家称这种舌为勺子舌。“凹陷为虚”，但具体是哪个脏腑的虚，还要看凹陷的位置。如果是舌前面心肺区域凹陷（舌尖凹陷，图 2.34），最常见的是肺气不足，可能有胸闷、咳嗽、气短、乏力等症状，肺气亏虚不能助心行血，女性可能有月经量少的表现，治疗时可以加黄芪、当归补气血，如当归补血汤。

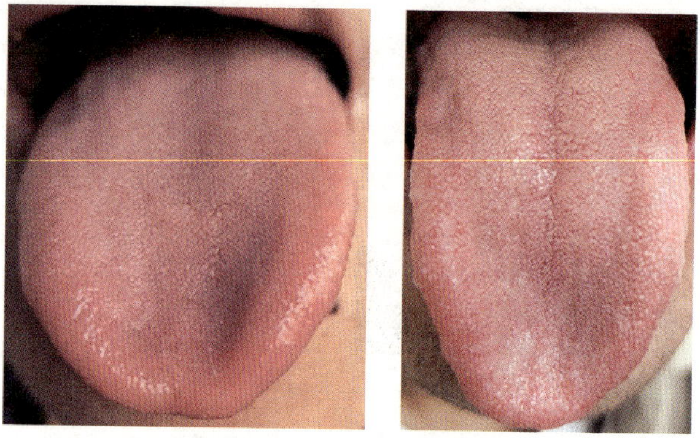

图 2.34　舌尖凹陷

舌中是脾胃的反射区，如果出现凹陷（图 2.35～图 2.37），凹陷的位置（自前向后分为位置 1、2、3）不同，症状也各不相同：位置 1 代表消化系统的上端，相当于胃的贲门处，如果凹陷，常有胃食管反流的症状，如反酸、烧心、晨起口苦等；位置 2 代表消化系统的中部，相当于胃体的部位，如果凹陷，常有食欲不振、不爱吃饭、不消化、容易胃胀等表现；位置 3

代表消化系统的下端，如果凹陷，常有腹泻类症状。

舌根与咽喉相通，正常舌根是略微凹陷的，如果凹陷太深（图 2.38）多数会有肾虚的表现，如耳鸣、头发变白甚至脱发、牙齿松动或脱落、性欲减退、生殖功能下降等，女性还可能有妇科病，老年妇女舌根凹陷往往提示子宫、卵巢、附件的萎缩。

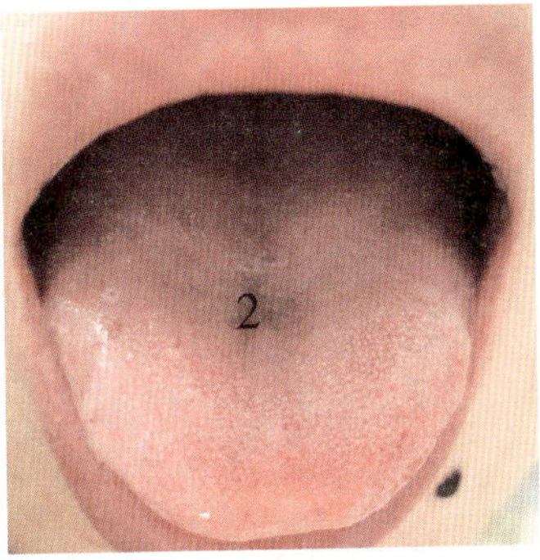

图 2.35　舌中位置 2 凹陷

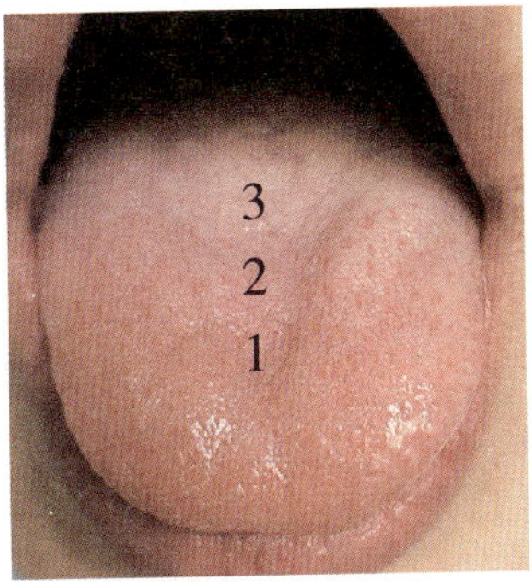

图 2.36　舌中位置 1、2、3 凹陷

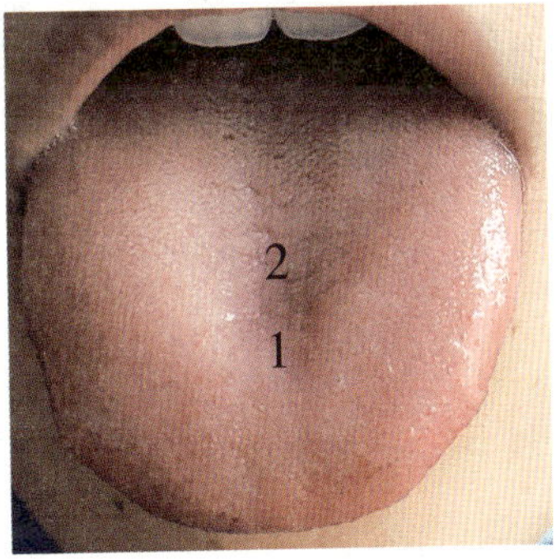

图 2.37　舌中位置 1、2 凹陷

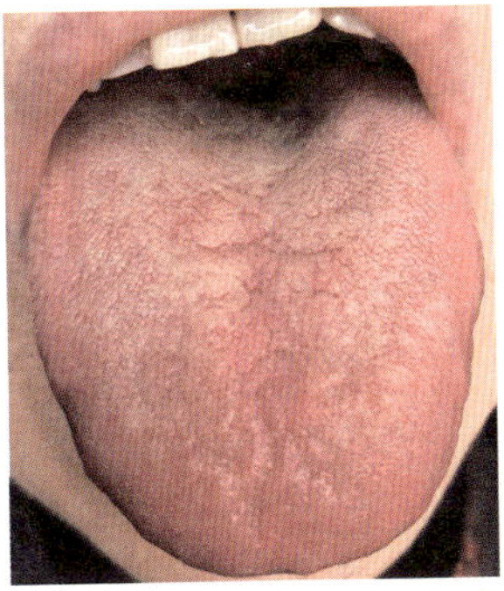

图 2.38　舌根凹陷

身体虚弱的人甚至会出现舌尖、舌中、舌根中的两个区域或者三个区域的凹陷（图 2.39、图 2.40），那就可能有肺、

脾、肾三脏中的两脏或三脏亏虚的表现。

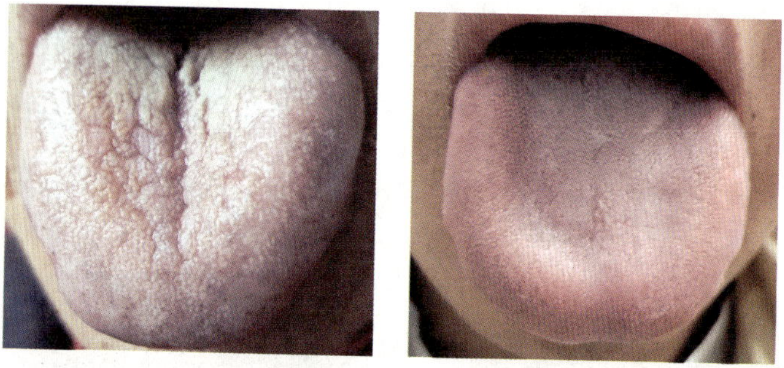

图 2.39　舌中及舌根凹陷

②舌面高凸。舌面的高凸按部位可分为舌尖高凸、舌中高凸和舌根高凸。舌尖为肺的反射区，舌尖高凸（图 2.41）往往代表肺的实证，可见咳嗽、咯痰、胸闷等症状。需要注意的是，高凸所反映的胸闷与凹陷所反映的胸闷治疗原则完全相反，“虚则补之，实则泻之”，表现为高凸的胸闷治疗以疏通、疏泻等泻法为主，而表现为凹陷的胸闷则以补法为主。舌中部为脾胃的反射区，如果舌中部高凸（图 2.42），则代表脾胃的实证，多见于饮食积滞，容易出现消化不良、胃胀、腹胀的症状，此类胃胀、腹胀的治疗以消导为主。如果舌根部高凸（图 2.43），则反映有下焦的实证，如前列腺增生、子宫肌瘤等。

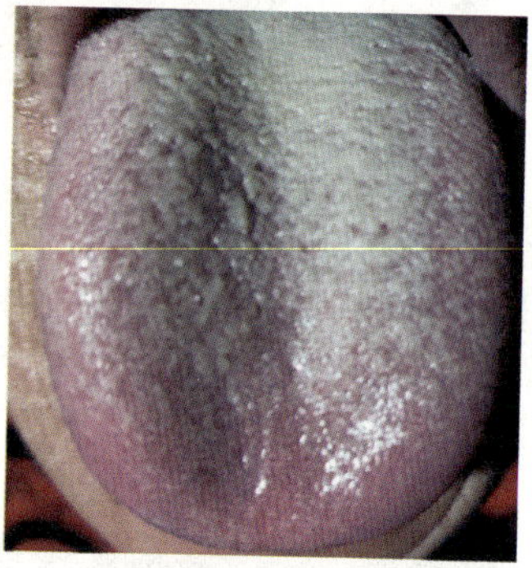

图 2.40　舌中、舌根凹陷，舌缘高凸

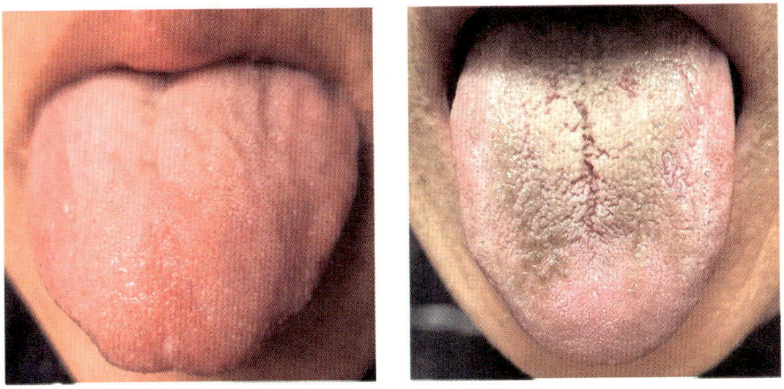

图 2.41　舌尖高凸

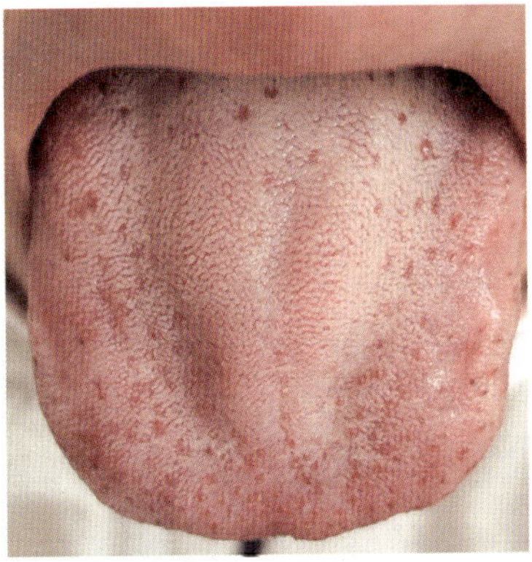

图 2.42　舌中高凸

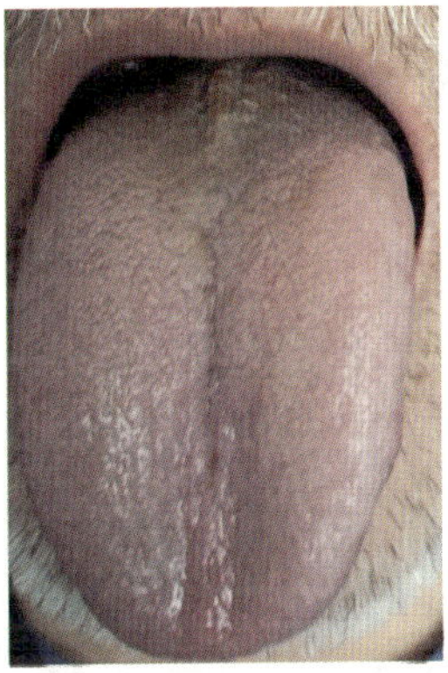

图 2.43　舌根高凸

7. 舌面唾液线

舌体两侧出现的对称性的由舌苔或者唾液组成的线条叫作唾液线，也叫肝郁线（图 2.44、图 2.45）。临床中我们发现有这种线的患者多数有肝郁的表现，而且体内多有痰湿。有因患者言语、饮食顿可消失者，但稍等一段时间，会发现舌两侧的唾液线又清晰可见了。有唾液线的人多心理比较敏感，情绪起伏大，容易精神紧张、焦虑等。朱良春老师指出：“舌边白涎乃痰湿凝阻、气机郁结之征也，虽见之于舌，若审其内，证自可见。”临床上朱老师常以此为痰气郁结之指征，以豁痰渗湿、调气开郁之法论治，屡屡获效。此线又称半夏线，是因为临床发现，治疗有此线的患者时加用半夏疗效会显著增强。

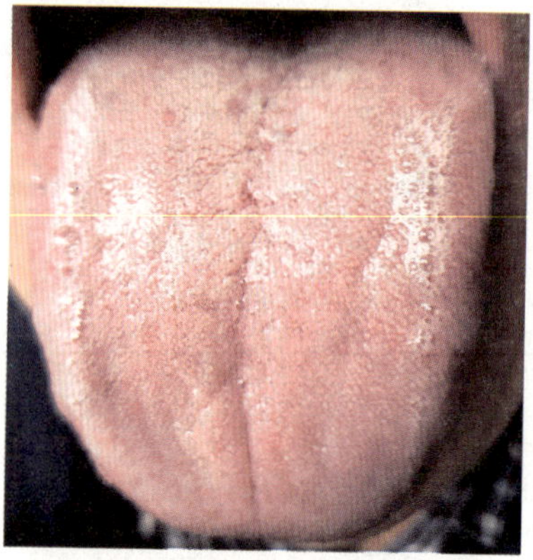

图 2.44　肝郁线（唾液）

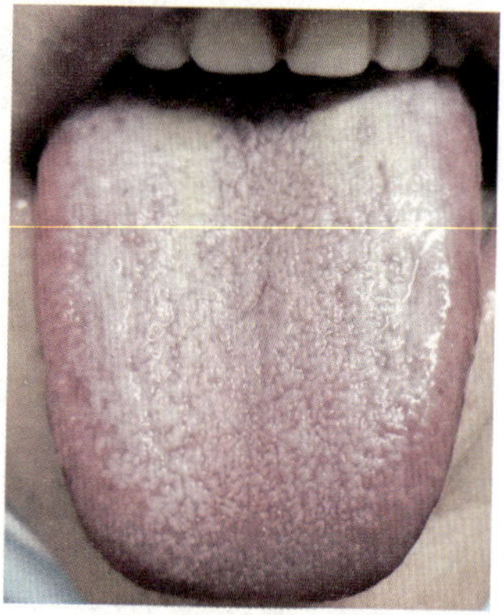

图 2.45　肝郁线（白苔）

（三）舌态

正常人的舌态可以概括为舌体柔软，活动自如，提示脏腑机能旺盛，气血充足，经脉调匀。常见的病理舌态有痿软、强硬、歪斜、颤动、吐弄等。由于舌出现异常的动态往往表示病情较重，所以，当舌态出现异常时需要结合多方面资料综合诊断。

1. 痿软舌

（1）主要特征　舌体软弱无力，不能随意伸缩回旋，痿废不用（图 2.46）。

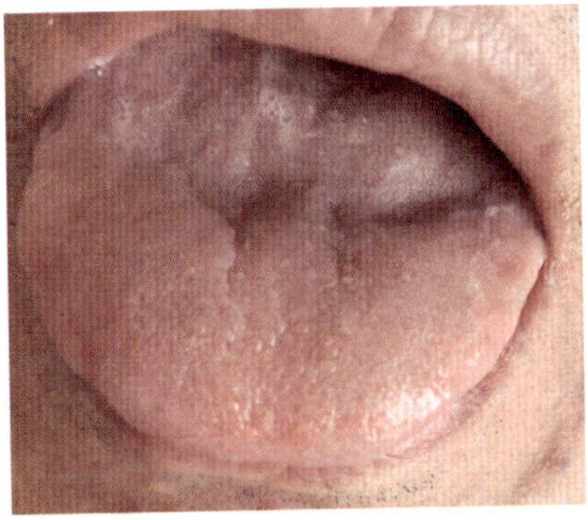

图 2.46　痿软舌

（2）代表意义　痿软舌就是舌体软弱，活动无力。舌体没有力量，无力伸出，这种状态见于严重的虚证，可以是气血两虚，也可以是津液的严重损耗。

（3）形成原因　舌体痿软与四肢乏力、肌肉松弛等病症的病因病机是一致的，都是正气不足。正气虚弱，机体失养，表现在舌态上就是痿软，对应的都是较严重的疾病。

2. 强硬舌

（1）主要特征　舌失柔和，板硬强直，屈伸不利，不能转动（图 2.47）。

（2）代表意义　热入心包，热盛伤津，中风先兆。

首先我们来了解一下热入心包和热盛伤津的相同之处和不同之处。二者的相同点在于都有热，都是热伤及津液，导致舌体失养而出现强硬的表现。二者的区别在于神志方面，如果患者出现了神志方面的异常，主要指的是昏迷等表现，我们就认为是热入心包了。

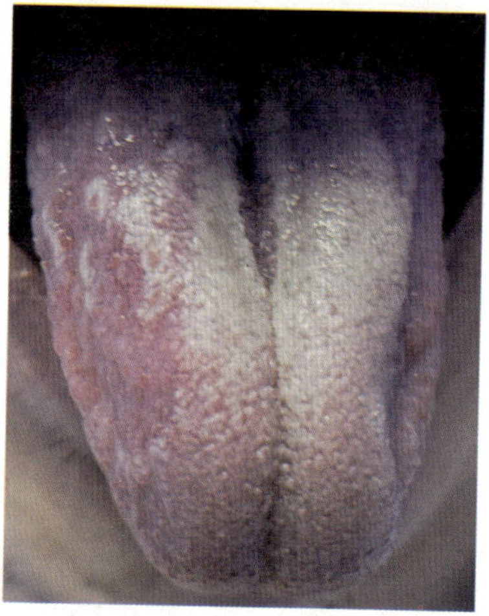

图 2.47　强硬舌

再说中风先兆。中风患者有言语不清、肢体麻木、眩晕的表现。在热入心包、热盛伤津、中风先兆三条中，中风先兆是临床中最有指导意义的一条，尤其是对高血压的患者。高血压患者经常有头晕、肢体麻木等症状，而当患者出现舌头发硬、吐字不清晰时，一定要抓紧时间去医院，病情越早得到控制，治疗效果就越好。我们在对高血压患者进行健康教育的时候，会强调这一点，如果是因生气或是太高兴而引起血压升高，出现舌体发硬、吐字不清时，一定要尽快打急救电话！

（3）形成原因　热损伤津液，使舌体失去了柔和之性，屈伸不利，不能转动，舌体发硬；或者痰瘀阻滞舌体，使舌体发硬，不能灵活转动。痿软舌和强硬舌都表现为舌体不能转动，都是病情较重的表现。

3. 歪斜舌

（1）主要特征　伸舌时舌体偏向一侧，称为歪斜舌（图2.48）。舌体可以表现为往左侧歪，也可以表现为往右侧歪。患者可能同时伴有口眼㖞斜、流口水等症状。

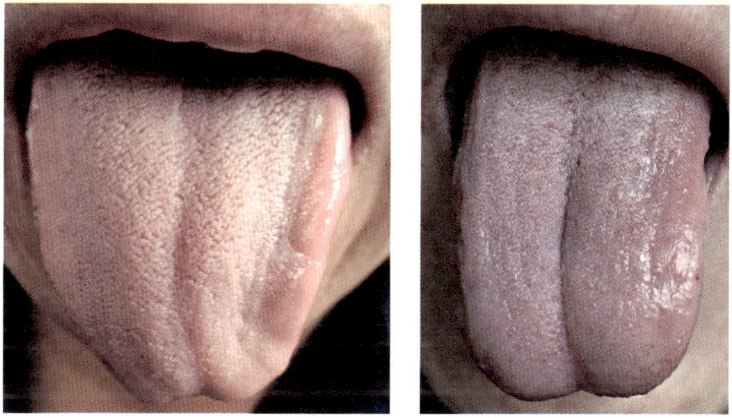

图2.48　歪斜舌

（2）代表意义　主要见于中风或者中风先兆。

（3）形成原因　多由于中风时或中风前痰瘀阻滞经络，导致一侧舌体的肌肉松弛，伸缩无力，因此伸舌时，舌体向肌肉松弛的那一侧歪斜。

4. 颤动舌

（1）主要特征　伸舌可见到舌体不自主地颤动。

（2）代表意义　舌体颤动的临床意义和手颤动是一致的，都是肝风内动的表现。如甲状腺功能亢进症患者可以出现手的颤动，也可以出现舌的颤动。

（3）形成原因　中医学认为颤动舌常见的原因有热盛、阴虚、血虚、肝阳偏亢。在一些热性病中，热盛伤津，人体的津液少了，就会出现筋脉失养，舌体就会出现颤动；同样的道理，当阴虚或血虚时，舌体也会因失去滋养而颤动；而肝阳偏亢其实指的就是前文中风病的类型了。

扩展：中风是中医学中一种疾病的名称。中风有外风和内风之分。外风因感受外来的风邪所致，俗称伤风；内风属内伤病证，多因气血逆乱、脑脉痹阻或血溢于脑所致。我们平常所说的中风多指内风，主要的表现是突然昏仆、半身不遂、肢体麻木、舌謇不语、口舌㖞斜、偏身麻木等，具有起病急、变化快的特点。中风的发病人群趋于年轻化，而且中风是一种具有高致死率、高致残率、高复发率的疾病，严重影响患者的生活质量，因此中风的防治就显得尤为重要。

在“强硬舌”“歪斜舌”“颤动舌”中提到的中风指的是内风，西医学称之为脑卒中，又称脑血管意外，是一种急性脑血管疾病，是由于脑部血管突然破裂或因血管阻塞导致血液不能流入大脑而引起脑组织损伤的一组疾病，包括出血性脑卒中和缺血性脑卒中。缺血性脑卒中的发病率高于出血性脑卒中，占脑卒中总数的 60% ～ 70%。

中风的中医辨证，分为肝阳暴亢、风火上扰证，风痰瘀血痹阻脉络证，痰热腑实、风痰上扰证，气虚血瘀证，阴虚风动证五个类型。其预防和治疗也都是围绕这些证型来展开。除了应用相应的方剂，还要注意下列问题：

首先，重视相关疾病的治疗。动脉硬化、糖尿病、冠心病、高脂血症等要尽早治疗。控制高血压是预防中风的中心环节，应有效地控制血压。

其次，留意头晕、头痛、肢体麻木、昏沉嗜睡、性格反常等中风先兆表现，若出现应及时到医院诊治。

最后，避免情绪波动、过度疲劳、用力过猛等。

另外，可常用枸杞子、桑寄生、阿胶、罗布麻、百合、麦冬、生地黄等滋阴凉血的药物，以及芹菜、山药、木耳等食物调理身体。中成药方面可在医生的指导下选用杞菊地黄丸、左归丸、首乌片等。

5. 吐弄舌

吐弄舌包括吐舌和弄舌，都表现为患者的舌体伸出口外。二者的区别：吐舌把舌伸出口外时间比较长，不能立即回收，且经常把舌伸出口外；弄舌则是舌体伸出来又缩回去，再伸出来又缩回去，或者是把舌伸出来左右、上下舔口唇。由于吐舌和弄舌都是把舌体伸出口外，所以我们常把二者放在一起，合称为吐弄舌。

（1）主要特征 舌伸于口外，不即回缩，为吐舌；伸舌即回缩，反复舐口唇，为弄舌。

（2）代表意义 吐弄舌常见于心脾有热的小儿，亦可见于先天愚型儿。吐舌可见于疫毒攻心，病情危急时见吐舌，多为正气已绝、心气已绝。弄舌常见于先天愚型儿，如唐氏综合征患儿。

吐弄舌常见于年龄偏小的心脾有热的儿童，这类儿童往往不能控制自己的行为，他们喜欢吐舌头、舔嘴唇，严重的可以造成口唇周围的皮肤干裂、溃烂。有些儿童的吐弄舌表现是发生在生了一场病之后，往往是高烧之后；有些是因为长期不良的饮食习惯而造成，如不喜欢吃瓜果蔬菜，只吃肉类，营养不均衡。

（3）形成原因 吐弄舌均属心脾有热。病情危急时见吐舌，多为心气已绝。弄舌多为热甚动风的先兆。弄舌可见于先天愚型儿，因此一定要注意孕期筛查。随着产妇年龄的增长，胎儿患唐氏综合征的概率会显著增长，高龄产妇更要注意这一点。婴幼儿出现热性病要注意补充水分，平时饮食要均衡，多吃瓜果蔬菜，及时纠正不良的饮食习惯。另外，还要关注儿童心理，对于心理异常情况要及时发现，及时治疗。

（四）舌下络脉

1. 舌下络脉的观察方法

方法要点：张口，舌体向上翘起，舌尖轻抵上腭，舌体自然放松，使舌下络脉充分显露（图 2.49）。

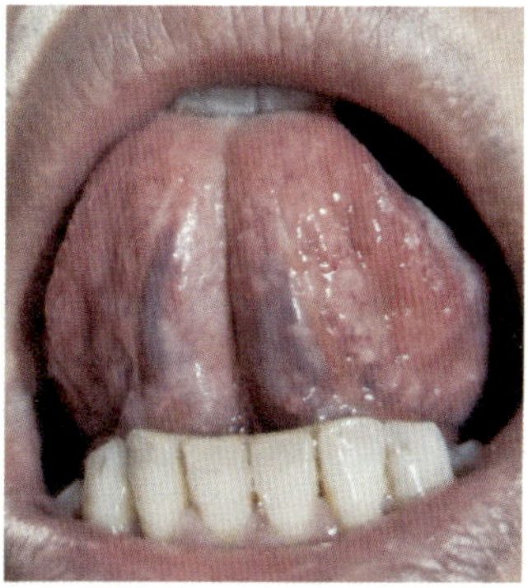

图 2.49　舌下络脉

2. 正常舌下络脉的特征

（1）长短　舌下络脉的长度不能超过舌下肉阜到舌尖长度的 3/5。

（2）粗细　不能超过 2.7mm，一般是 2mm。

（3）颜色　正常的舌下脉络是淡紫色或暗红色。

（4）形态　舌下络脉正常情况下不能有怒张、紧束、弯曲、增生，而且大多数是单支。

3. 异常舌下络脉的临床意义

异常的舌下络脉主要有两种，一种是舌下络脉变短、变细，颜色变浅（图 2.50），临床意义是气血不足，主要见于各种原因导致的气血亏虚；还有一种是舌下络脉变粗、变长，颜色加深，甚至颜色是紫色的，而且有很多分支，像一张网一样（图 2.51），这代表体内有瘀血，瘀血可见于多种疾病。

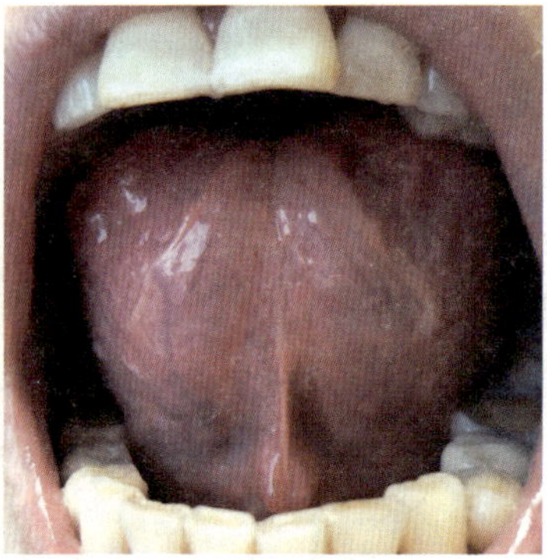

图 2.50 气血亏虚

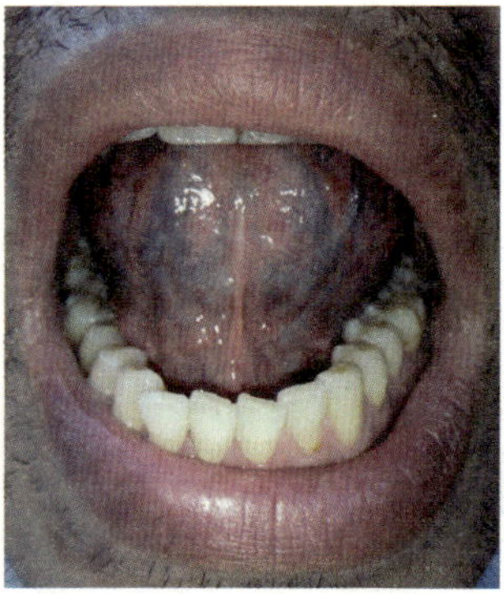

图 2.51 瘀血

（五）其他

很多人的舌下有一些小肉球（图 2.52），这些小肉球是体内有痰湿的指征；如果有小水疱，那么此人的尿酸很可能已经升高，容易患痛风；如果是大的肉球，多数是痛风时间比较久，已经形成了痛风结节；舌下颜色偏黄，多见于黄疸的患者。

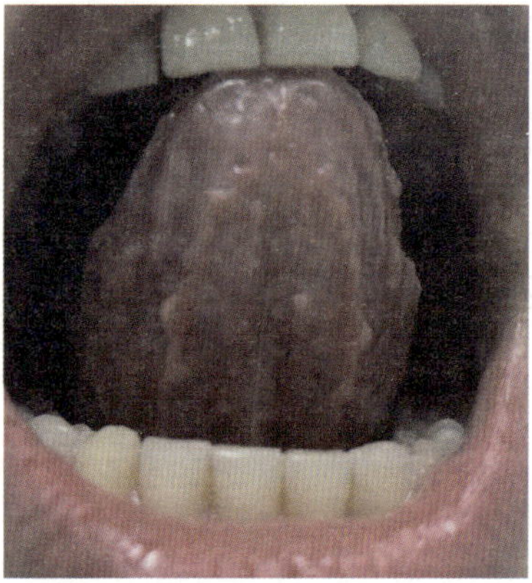

图 2.52 舌下小肉球

二 舌苔

正常的舌苔是白色的，薄薄的一层附着在舌体表面，湿润度适中。当然这个薄薄的舌苔并非是均匀分布的，正常情况下应该是舌尖无苔，舌边可以有少量的苔，但是当身体出现病理变化时，舌苔就会发生相应的变化，这个变化可以是苔色的变化，也可以是苔质的变化。观察舌苔，主要观察舌苔的质地与颜色。舌苔的质地，需要观察厚薄、剥脱、腻腐、润燥、偏全、真假等方面；舌苔的颜色方面，常见的有白苔、黄苔和灰黑苔三类。

（一）苔质

1. 舌苔的厚薄

苔质的厚薄，以“见底”和“不见底”为标准，就是说透过舌苔能隐隐见到舌质的为薄苔（图 2.53），看不到下面舌体，即不能见到舌质的就是厚苔（图 2.54）。苔质的厚薄主要反映机体邪正的盛衰和邪气的深浅。

正常人的舌面上应当有一层薄薄的舌苔，但不是均匀分布的，一般是舌中、舌根稍厚，越往舌尖、舌边越薄，当然这也与舌苔的形成有关。舌苔的形成受机械摩擦的影响，我们每天进食、说话等对舌的摩擦力度也不一样，前面与两侧摩擦比较严重，所以正常人的舌苔一般是中间厚、四周薄。临床中，病情轻、病位表浅的病症也可以见到薄苔，只要是薄薄的舌苔，就表示胃气没有受到影响。

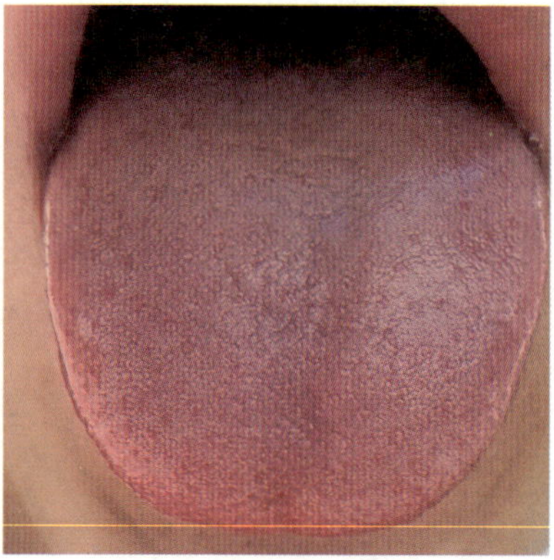

图 2.53　薄苔

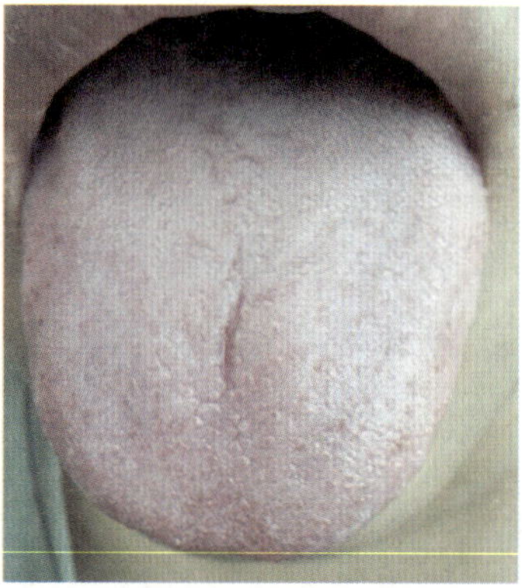

图 2.54　厚苔

如果不能透过舌苔见到下面的舌质，那就是厚苔，主要由胃气夹湿浊、痰浊、食浊、热邪等熏蒸于舌面形成。

舌苔的厚薄是可以互相转化的。如果舌苔由薄变厚，多为正不胜邪，病情由轻转重，是病势发展的表现；舌苔由厚变薄，说明病情由重转轻，病势退却。如一位小朋友看病，食欲不佳，不爱吃饭，舌苔厚腻，辨证是脾湿，给开了健脾燥湿的方子。3 天后复诊，再看舌苔，舌苔变薄了，就知道这位小朋友胃口开了，食欲增强了。舌苔由厚腻变薄，说明湿邪已祛，食欲自然会好起来。

2. 苔质的润燥

舌苔的润燥主要反映体内津液的盈亏和输布情况，主要分为润苔、滑苔、燥苔、糙苔四类。

（1）润苔　舌面润泽有津，干湿适中为润苔（图 2.55），提示津液充足或津液未伤。正常情况下的舌苔应当是滋润的。

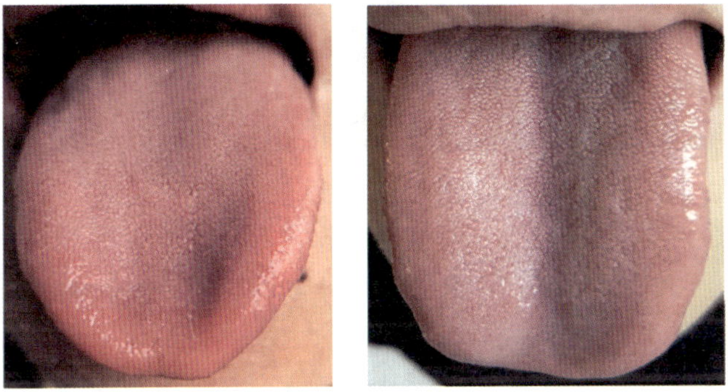

图 2.55　润苔

（2）滑苔　舌面看上去水分停留过多为滑苔（图 2.56）。这种舌苔说明体内有寒、有湿，水液停聚的可能性比较大。

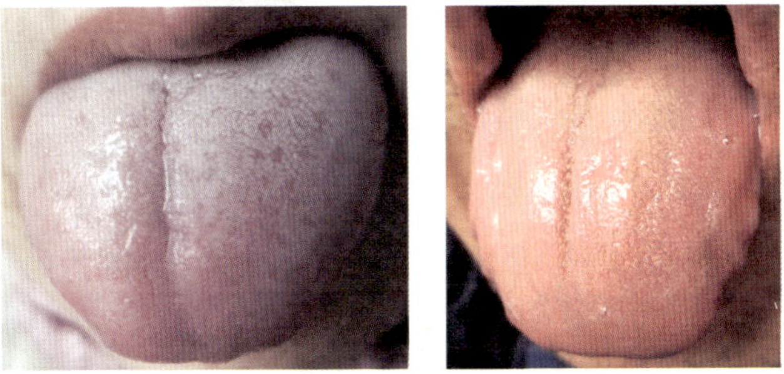

图 2.56　滑苔

（3）燥苔　燥苔表现为舌苔很干燥（图 2.57），这种情况主要是津液不足导致的，也有人是由于津液输布发生了障碍，津液不能到达口腔导致的。

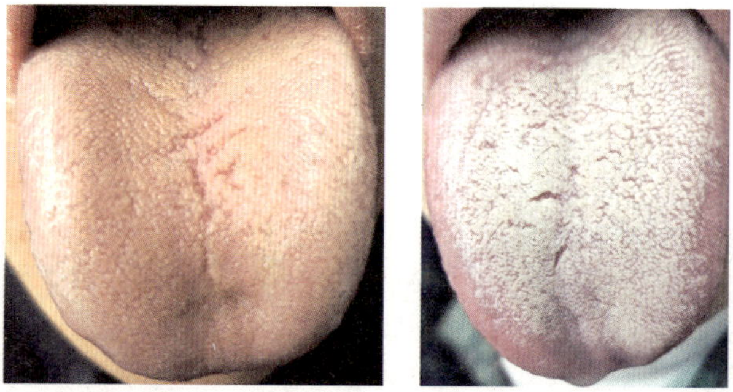

图 2.57　燥苔

（4）糙苔　舌苔看上去非常干燥，甚至有裂纹，苔质粗糙者为糙苔（图 2.58），说明津液严重不足。燥苔与糙苔都是津液不足的表现，但是有程度的区别，后者津液不足更严重，临床中需要快速采取措施恢复津液。

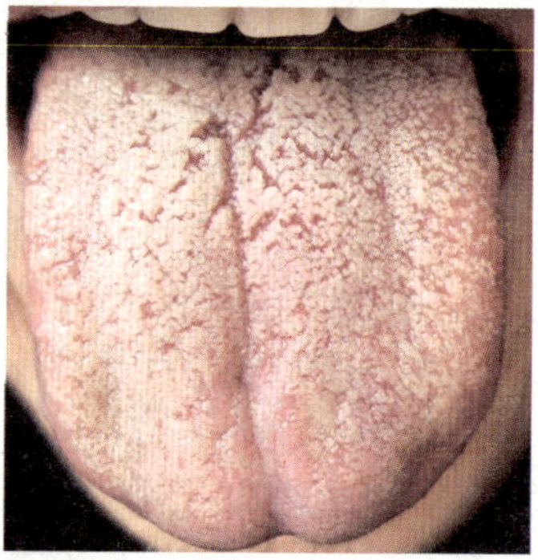

图 2.58　糙苔

3. 苔质的腻腐

腻苔指苔质颗粒细腻致密，如涂有油腻之物（图 2.59）。腐苔指苔质颗粒粗大疏松，如豆腐渣堆铺于舌面（图 2.60）。

腻苔看上去舌苔是黏黏糊糊的，甚至有的患者张口时，舌苔可以黏着上腭拔出黏丝来。有腻苔的人大多会同时出现口腔的黏腻感，很不舒服。腐苔和腻苔是相反的，表现为苔质疏松，比较粗大，不黏，像豆腐渣放在舌面上一样。

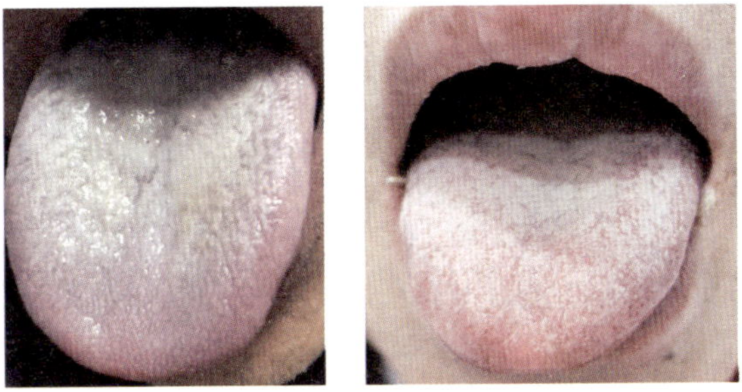

图 2.59　腻苔

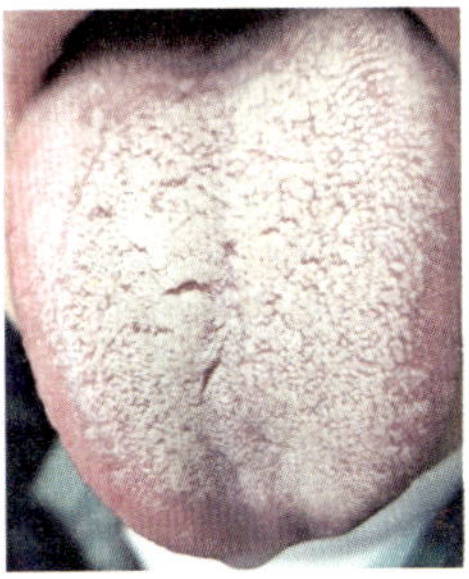

图 2.60　腐苔

腻苔主湿，包括寒湿、湿热、痰饮、水饮等多种湿邪内聚的病证。区别这些病证还要结合苔色去完成。体内有寒湿的人，腻苔往往是白色的，也就是白腻苔；体内有湿热的人，腻苔往往是黄色的，也就是黄腻苔。

腐苔主要见于热证，如果是久病出现了腐苔，可能是胃气大伤，胃阴不足或枯涸所致，代表病情较重。

4. 剥苔

舌苔全部或部分脱落，脱落处光滑无苔可见舌体，称为剥苔，代表胃气不足、胃阴亏损、气血两虚。舌苔剥脱范围的大小多与气阴或气血不足程度有关，剥脱部位多与舌面脏腑分候相应。

舌苔脱落，不管是部分脱落还是全部脱落，都可称作剥苔。舌苔全部脱落，以致舌面光洁如镜，称为镜面舌。舌苔多处脱落，舌面仅斑驳残存少量舌苔者，称为花剥苔。根据剥脱位置的不同，还可以分为前剥苔（图 2.61）、中剥苔（图 2.62）和根剥苔（图 2.63）。

中医学认为舌苔的生成与胃气、胃阴有关，舌苔脱落不再生长，当然应该与胃有关。临床中，胃气不足，胃阴匮乏，舌苔就会脱落，所以，剥苔是胃气、胃阴不足的一个重要标志，多见于消化系统疾病。中医学认为“有胃气则生，无胃气则死”，有剥苔的人多体质较差，治疗首先要调脾胃。出现这种舌象也有可能是平时饮食不当损伤了脾胃，凡是出现剥苔的人经常会有食欲减退、食量变小、消化不良导致的胃脘部胀满不适等临床表现。剥脱范围也代表了胃气、胃阴不足的轻重程度，另外，我们还要结合剥脱的部位进行分析。如果剥脱的位置在心肺区域，称为前剥苔，除了会有消化系统的临床表现（如不爱吃饭，吃饭不香，尝不出该有的味道，吃得少还不消化，容易胃胀、腹胀等），还可以出现心肺的一些症状，如嗓子不舒服，出现慢性咽炎的表现，还容易咳嗽、咯痰。如果剥脱的位置在舌中间的脾胃区域，称为中剥苔，消化系统的临床表现会非常突出。如果剥脱的位置在舌根处生殖泌尿系的区域，称为根剥苔，除了会有消化系统的临床表现外，还会出现肾虚以及泌尿系的表现，如腰部酸软不适，甚至出现腰部酸痛、尿频、尿急、夜尿增多、男性的阳痿早泄等。

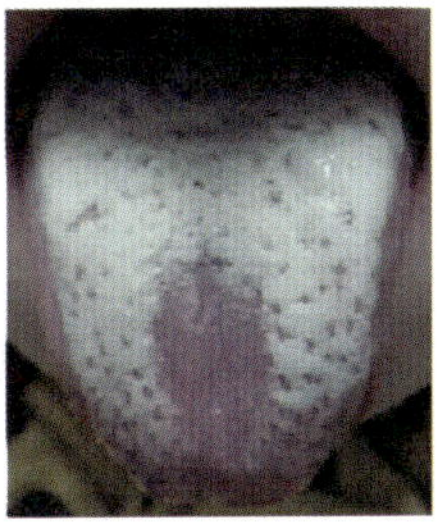

图 2.61　前剥苔

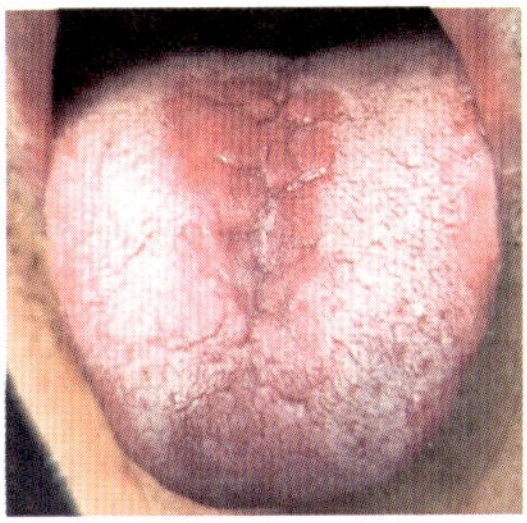

图 2.62　中剥苔

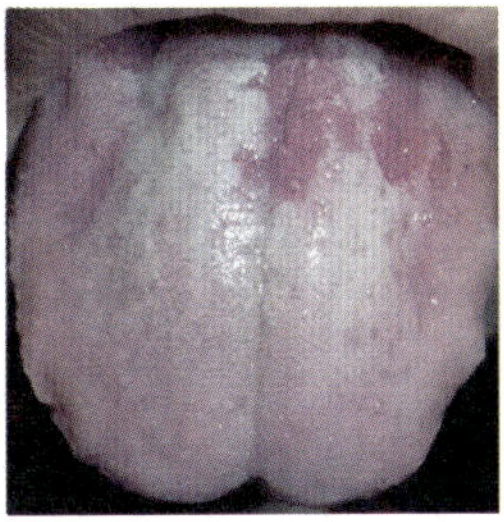

图 2.63　根剥苔

我们可以把舌苔当作地上长的庄稼或者小草，当地里水分充足、营养充足的时候，庄稼或者小草就长得好，当水少或者没有营养的时候，庄稼或者小草就长得不好，或者有的地方就不长，严重的还会寸草不生（寸草不生就相当于镜面舌）。所以，地里长不出庄稼或者小草，可能是缺水，不利于种子的升发成长；也可能是体内有水，虽然有种子，但是升发之力太弱，没劲长出来；还可能是缺营养。

舌体上剥苔的地方为什么不长舌苔？同样的道理，可能是胃阴虚（缺水），可能是胃气虚（升发之力太弱），还可能是血虚（缺营养）。

若舌苔不规则地大片脱落，边缘突起，界限清楚，形似地图，脱落的部位还会转移，称为地图舌。这种舌苔边缘常有一圈灰白色隆起，乍看上去很像一幅地图，民间则更形象地称之为“花舌头”。地图舌常见于一些反复感冒及脾胃功能失调的儿童身上，表现为食欲不佳、面黄肌瘦、便溏或便秘、盗汗等。小儿出现剥苔，一定存在喂养问题，如平时饮食不当损伤脾胃，这种小孩一般都存在挑食、厌食等情况。常见的饮食不当如甜品或肉、蛋、奶等高热量的食品摄入过多，蔬菜吃得太少，从而导致维生素缺乏，治疗一般用生品，如生麦芽、生谷芽、生稻芽等，还可以适量多喝些麦芽茶，借助麦芽的升发之性，使舌苔重新“破土而出”。治疗有剥苔的人，首先要调养脾胃，脾胃好身体才有救，即中医所说的“有胃气则生，无胃气则死”，而且脾为后天之本、气血生化之源，只有脾胃好了，吃进去的食物才能化生为身体需要的气血。

5. 偏苔

舌苔布满全舌为全苔（图 2.64）；舌苔仅布于前、后、左、右某一局部，称为偏苔（图 2.65）。疾病中见全苔，表示邪气散漫，多见于痰湿阻滞。如果舌苔只分部于舌面的某一部分，多数为这部分所分候的脏腑有邪气停聚。偏苔的部位不同，主症各有不同。一般来说，舌苔偏于舌尖部，表明邪气不深；舌苔偏于舌根部，表明病位较深；舌苔以舌中线为界对称分开，偏于舌的左侧或右侧，无论左右，皆属于半表半里，表明邪在肝胆，可用小柴胡汤加减治疗。当然，也要结合其他资料才能准确判断。

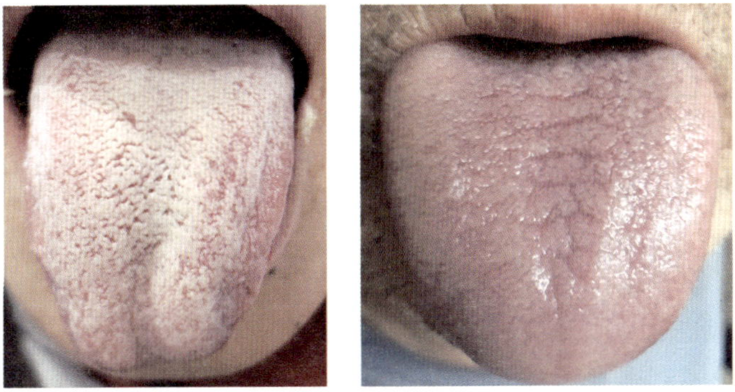

图 2.64　全苔

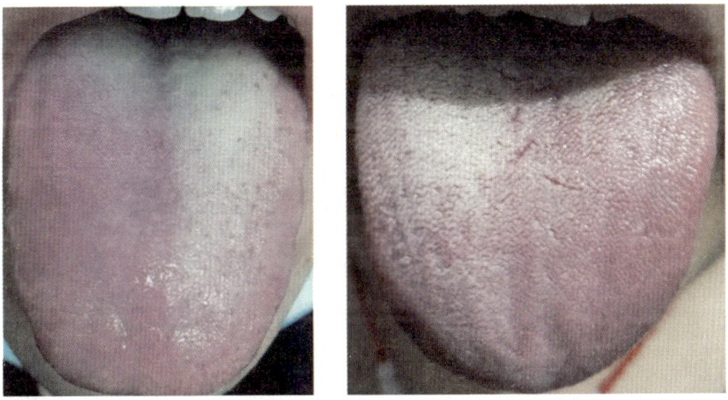

图 2.65　偏苔

还要注意的是咀嚼习惯对舌苔分布的影响。如果因为习惯、牙齿或者其他因素的影响，总用一侧的牙齿咀嚼，那么就会导致另一侧的舌苔磨损较少，从而出现舌苔偏于另外一侧的情况。另外，我们还要注意偏苔与剥苔的区别，偏苔只是偏于舌面的某一部分，其他部分并不是光滑的，而剥苔的判定标准是剥脱处是光滑的。

6. 判断真假苔

判断舌苔真假，以“有根无根”为标准。通过“有根无根”可以判断疾病的轻重与预后，所以我们要注意“有根无根”的确定标准以及判断舌苔真假的应用范围。

真苔是有根的苔。舌苔紧贴于舌面，用刮舌板去刮舌苔，舌苔怎么也刮不干净，这种舌苔称作有根苔。假苔和真苔相反，是无根的苔。无根苔是附着于舌面上的一层苔，用刮舌板一刮就掉，刮掉之后的舌面非常干净。这种情况和前文提到的剥脱苔的临床意义是相同的，都可以判断胃气、胃阴的存亡。真假苔主要用于判断病情的发展，有根苔说明胃气尚存，无根苔说明胃气匮乏；有根苔说明预后良好，无根苔则说明预后不佳。

（二）苔色

常见的苔色有白色、黄色、灰黑色三类。需要注意的是，苔色一定要和刚刚学习过的的苔质结合起来综合分析。

1. 白苔

白苔非常好认识，但白苔的临床意义最复杂，既可见于寒证，也可见于热证；既可见于表证，又可见于里证；还可见于正常人。

临床中一定要将苔色、苔质综合分析，才能做出正确的诊断。

（1）结合薄苔分析

①薄白干苔（图 2.66）：主要见于风热表证，就是风热之邪侵犯体表，感冒的初期。感冒初期还没有影响到胃气，舌苔依然是薄的，但要注意，这里感冒的类型是热，热会消耗津液，所以舌苔会变干。同时，患者还会出现口干，总想喝水。很多人都了解，舌苔黄是有热，这里要注意，感冒时，当舌苔变干，说明体内开始化热，不能再继续吃治疗风寒感冒的药，得吃治疗风热感冒的药了。

②薄白滑苔（图 2.67）：前文提到，滑苔就是舌苔上

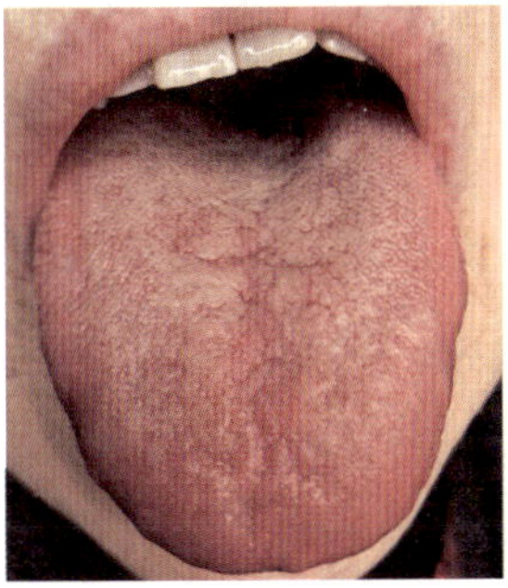

图 2.66　薄白而干

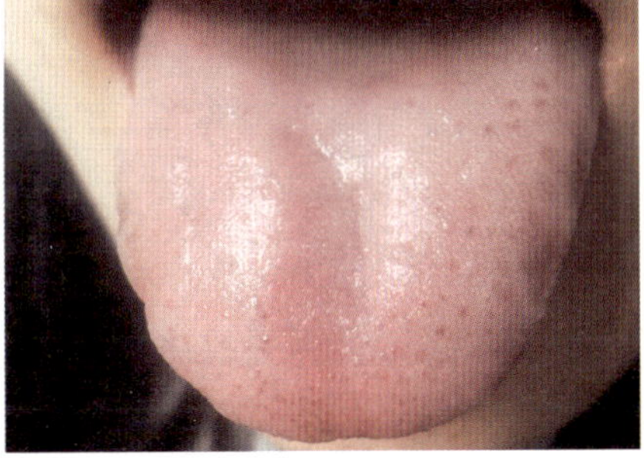

图 2.67　薄白而滑

的水分较多，出现这种舌苔可能是感受了外界的寒湿之邪，如淋雨涉水、气候阴冷潮湿、久居潮湿之地等；也可能是体内的水湿停聚，如过食肥甘厚腻或生冷（就是吃的东西太油腻、太甜，或者吃了较多生的、凉的），使人产生内湿。

（2）结合厚苔分析

白厚苔就是又白又厚的舌苔，常见于里证。

①白厚腻苔（图 2.68）：腻主湿，白和腻在一起主寒湿，说明没有热，可以是寒湿、痰湿、痰饮、食积等。

②白厚干苔（图 2.69）：多见于痰浊化热或食积化热等，当热不重时舌苔还没有出现典型的黄色，而热又消耗了津液，舌苔就会变得又白又厚又干。

总之，薄白在表，白厚在里；白润主寒，白燥主热。

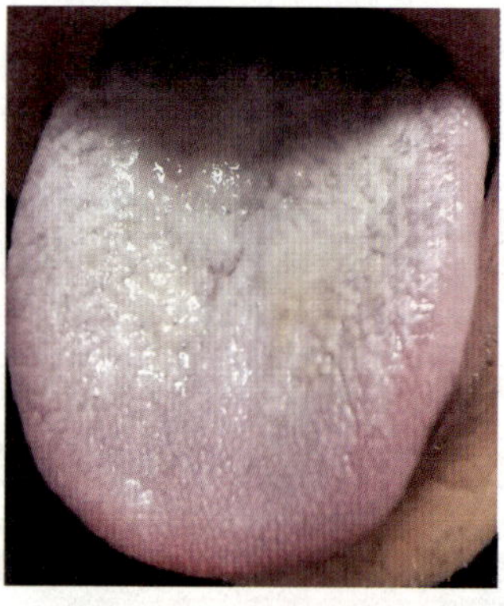

图 2.68　白厚腻苔

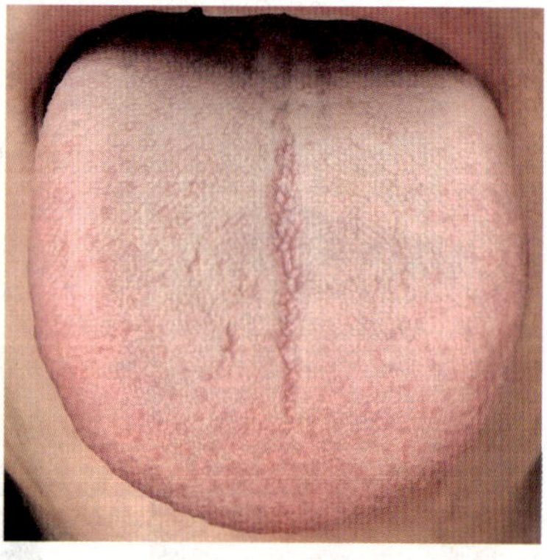

图 2.69　白厚干苔

2. 黄苔

黄苔即舌苔呈现黄色，有淡黄（图 2.70）、深黄和焦黄之分。苔色越黄，说明热越重，所以我们可以通过黄苔颜色深浅的变化来判断热的轻重和进退。

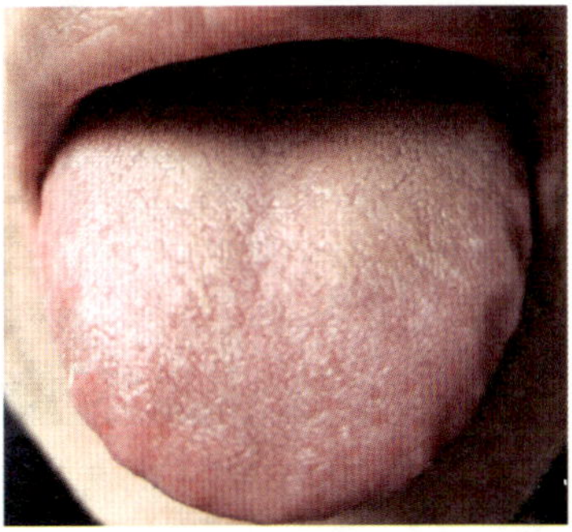

图 2.70　淡黄苔

淡黄、深黄、焦黄是不同程度的黄，因此淡黄苔、深黄苔、焦黄苔代表热的程度也不同，依顺序一个比一个热得严重。如果患者舌苔首先出现淡黄色，后来又变为深黄、焦黄，说明疾病在逐渐加重，具体讲就是热邪在不断加重。反过来如果舌苔由焦黄色变成深黄色，再由深黄色变成淡黄色，这说明热邪在逐渐消退。

结合苔质来看，临床常见的有薄黄苔、黄厚苔、黄腻苔、黄燥苔等（图 2.71 ～图 2.74）。

①薄黄苔：薄苔主表，黄苔主热，薄黄苔见于表证当中热的类型，也就是风热表证，说明疾病在表，病性为热。

②黄厚苔、黄腻苔：黄苔主热，厚苔主里，腻苔主痰湿、食积等，黄厚腻苔并见者体内多湿热较重。

③黄燥苔：黄苔主热，燥苔是津液损伤的表现，综合分析就是热重而且津液损伤也严重。

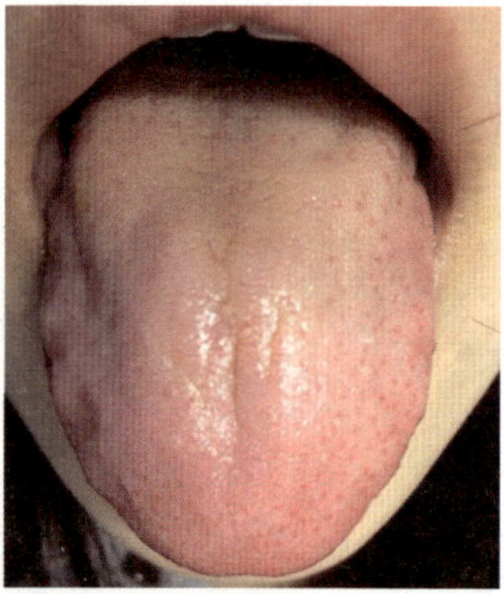

图 2.71　薄黄苔（淡黄苔）

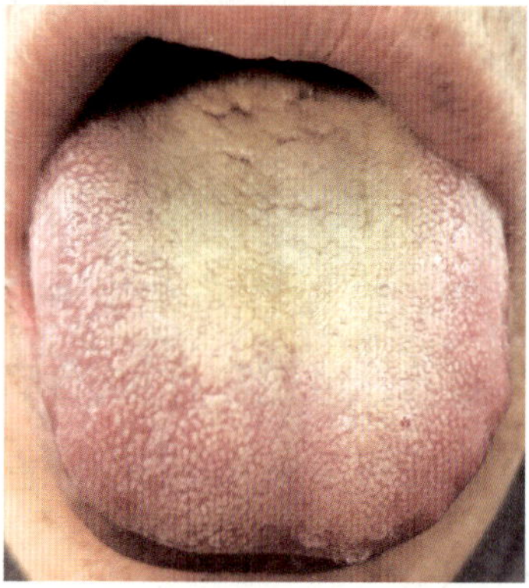

图 2.72　黄厚苔（深黄苔）

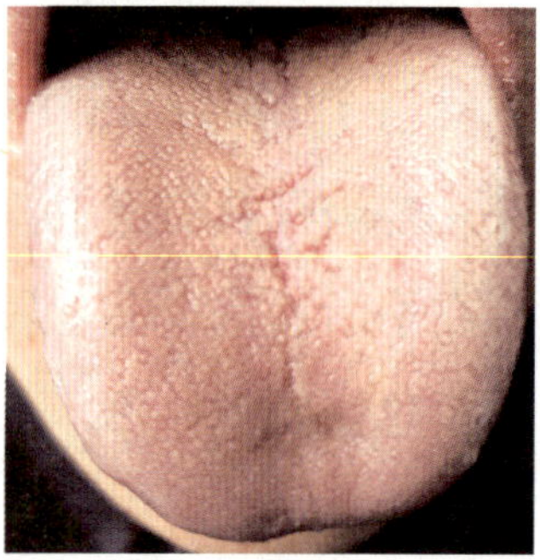

图 2.73　黄腻苔（深黄苔）

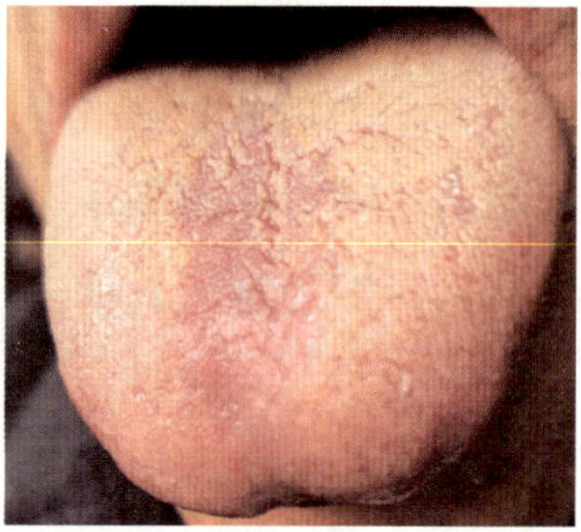

图 2.74　黄燥苔（深黄苔）

以上所述热证主要是指热证中的实热证，不包括虚热证，因为阴虚导致虚热的出现，呈现的大多是舌红少苔或者无苔的特点，就是说舌的颜色红，但舌苔较少，严重者舌面光滑无苔，即前文提到的镜面舌。

人体的实热是怎么来的？实热多因外感火热阳邪，或过食辛辣温热之品，或寒湿郁而化热，或七情过激（如烦躁、焦虑）化火导致体内阳热过盛所致，病势急骤。风热之邪袭于表者，多为表热证；热邪盛于脏腑，多为里热证。当然，热还可以由寒证变化而成，最常见的就是寒湿变成了湿热，舌苔从白腻变成了黄腻。

3. 灰黑苔

灰和黑这两种颜色没有本质的差别，只是程度的差异，灰得重了就是黑，黑得轻了就是灰。灰苔可以变为黑苔，黑苔也可以变为灰苔，而且，灰苔和黑苔可见于同一个患者，就是同一个舌上既可以有黑苔，也可以有灰苔，形成灰黑相间的一种舌苔。

灰黑苔可以见于寒很重的人（图 2.75），也可以见于热很重的人（图 2.76）。黑色越深，说明病情越重。

如果明白了煎馒头片的过程也就记住了白苔、黄苔、黑苔的临床意义。馒头刚切成片未加热时是白色；稍微加热，开始出现黄色；再加热，黄色变深；继续加热，馒头片变黑。未加热时馒头片是白色的，对应一般情况下白苔所主病证没有热。馒头片为黄色的时候说明已经热了，而且加热越多，黄色越深，对应黄苔从淡黄色到深黄色再到焦黄色，说明热在一步步加重。灰黑苔主的是两个极端。一个是热的极端，一个是寒的极端。热的极端就跟煎馒头片一样，一直加热至馒头片最终变黑；寒的极端，就好比冻伤的人，冻得肌肉坏

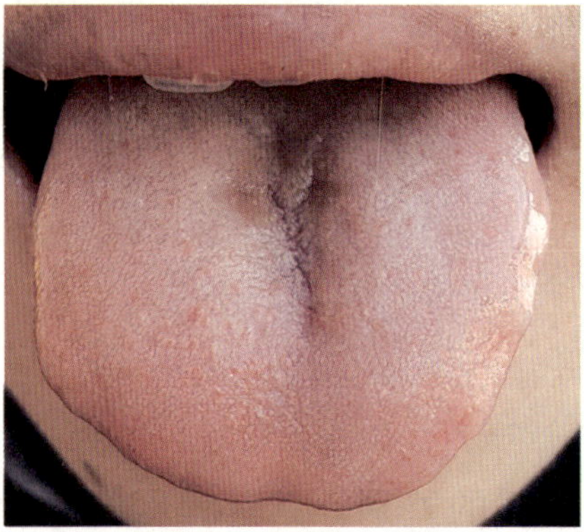

图 2.75　灰黑苔（寒）

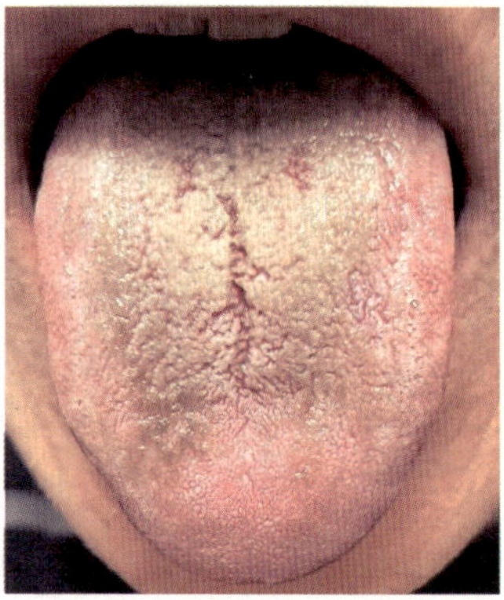

图 2.76　灰黑苔（热）

死时，坏死的肌肉也是灰黑色的。那如何判断灰黑苔主的是寒极还是热极？判断的第一个标准是舌面的滋润度，因为热损伤津液，而寒不损伤津液，所以，如果病性是热，舌面会比较干燥，如果病性是寒，舌面是滋润的。苔质的润燥是辨别灰黑苔寒热属性的重要指标之一。第二个标准是颜色，看灰黑苔周围的舌苔是白色还是黄色，白色说明病性是寒，黄色说明病性是热。

第二章 舌象分析和对症调养举例

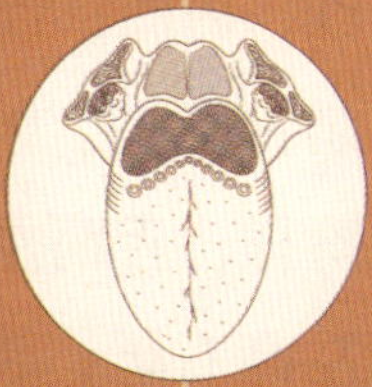

一 例一

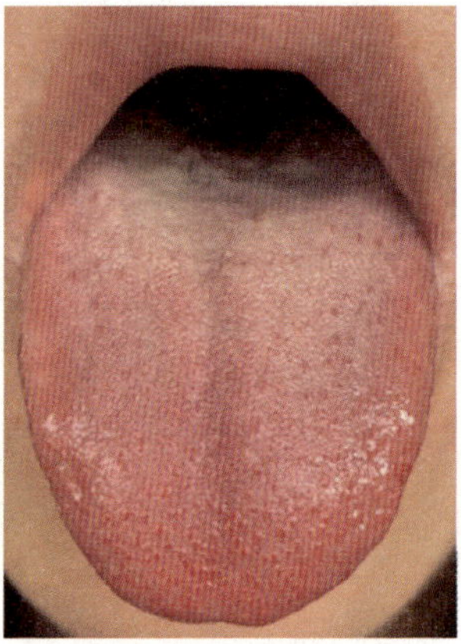

图 3.1　例一舌象

舌象特征：整体为红舌，舌尖红，内凹；舌尖及舌边处有红点（芒刺舌）；舌尖右侧舌缘凹陷，略呈台阶样；舌面左右不对称，左大右小，左高右低；舌苔从舌中开始逐渐变厚，至舌根处苔略黄厚腻；舌中部有纵行高凸部分（图 3.1）。

（注：左右指的是舌象的左右，而非观舌象之人的左右，下同。）

临床意义：以心肝火旺、中下焦湿热为主。

常见原因：熬夜，压力过大或情绪因素，喜食肥甘油腻、辛辣制品以及外感湿热等。

这里重点分析熬夜带来的危害。人们常说“药补不如食补，食补不如睡补”，在人体健康中睡眠占有非常重要的地位。睡眠是恢复精神、解除疲劳最简单、实用、经济，而又没有不良反应的方式。最补人体的两样东西都是免费的，一个是最补阳的太阳，一个是最补阴的睡眠。好的睡眠可以治疗百病，而失眠却可以导致百病。俗话说“一夜好睡，精神百倍；彻夜难睡，浑身疲惫”，但是熬夜是现代人的一个通病，尤其是年轻人。

2017 年，美国的三位遗传学家杰弗里·霍尔（Jeffrey C. Hall）、迈克尔·罗斯巴什（Michael Rosbash）和迈克尔·扬（Michael W. Young）因他们的研究“调控生物节律的分子机制”获得了诺贝尔生理学或医学奖，其实，他们研究的内容就是我们日常说的“生物钟”。三位科学家通过精密的实验得出了三个结论：一是熬夜会打破人体内精妙的时钟，让人体慢慢走向亚健康，最后形成各种疾病；二是熬夜将导致大脑吞噬自己，容易造成记忆力减退，严重者可形成痴呆；三是调节节律的关键基因失效后，会促使肿瘤发生。所以这个诺尔贝奖研究成果最接地气的解释就是不要熬夜。

我们说白天的各种工作或活动就好比身体在放电（消耗正气的过程），晚上睡觉就好比身体在充电（补充正气的过程），白天损耗，晚上修复。如果晚上只充了 50% 的电，白天还要释放 100%，那另外的 50% 从哪里来？另外的 50% 则是从五脏原先所藏的精华中借的，属于身体的透支，短时间的透支，如一天两天，一个月两个月，一年两年，问题还不大，可能会出现一些亚健康的症状，但是透支的时间长了，身体处于超负荷、严重透支状态，就会导致疾病的产生。好多人的疾病就是这么长时间慢慢积累而成的。大家都知道汽车需要定期养护，保养得越好，汽车使用的寿命就越长，但是人们对于自己天天使用的身体却往往没有任何保养的意识，所以希望大家能够具有预防、治未病的意识，仅仅考虑得病后该如何去治病，这不是最好的保持健康的方法。

常见症状：心烦，失眠，多梦，口干口渴，烦躁易怒，容易出现头部症状，如头痛、头昏沉、面红目赤等，食欲不佳，容易腹胀，大便黏腻、粘马桶，女性带下色黄，阴部瘙痒，尿路刺激征（尿频、尿急、尿痛、尿灼热等），月经提前、量少、色红等。

舌象分析：舌尖、舌边红，有芒刺，代表心肝火旺，容易出现心烦、失眠、多梦、口干口渴等。舌尖红、内凹，说明火扰心神，会出现睡眠的问题。舌面左右不对称，左大右小，左高右低，都代表肝升太过，而且舌边缘颜色为红色，代表有火，所以容易出现情绪的改变——烦躁易怒；火气带着气血上冲头面部，容易出现面红目赤、头胀痛、头昏沉等头面部症状。舌中下部苔变厚，中部有纵行高凸，代表容易出现积食情况，或食欲减退，或伴有胃胀的感觉；舌根处苔黄厚腻，有红点，代表下焦有湿热，在女性可表现为妇科炎症和泌尿系感染，在男性可表现为前列腺炎及泌尿系感染，常见症状有带下色黄、阴部瘙痒、阴囊潮湿、阴部湿疹、尿路刺激征（尿频、尿急、尿痛、尿灼热等）等；舌根部苔厚还说明湿气较重，容易出现大便的问题，如大便不成形，或者大便黏腻，排便不爽（大便排不完的感觉）。舌边略凹陷、色红为肝阴虚的舌象特征，因为有热，“血得热则行，得寒则凝”，所以月经周期容易提前；而热灼津液，如同火容易耗干水一样，水少（血液中大部分是津液）则月经的源泉就少，因此月经量会变少且质稠。

注意：女性见到舌尖红，要询问是否在月经前期或者月经期。女性在月经前期或者月经期出现舌尖和舌边红、有芒刺，属于正常现象，月经过后，红或者芒刺会消退。

对症调理：

（1）饮食建议　因为辛辣生热，油腻的食物生湿，故饮食应以清淡为主，不宜暴饮暴食，少吃油腻食物、甜品，少吃辛辣刺激性和温补的食物，忌烟、酒。常见的辛热食物有羊肉、鸡肉、韭菜、辣椒、茴香、花椒、生姜、火锅等。鸭肉、兔肉、牛肉、扁豆、萝卜、苦瓜、冬瓜、薏苡仁、山楂、赤小豆、绿豆等有清热或除湿的作用，均可食用。日常要适度饮水，避免水湿内停或湿从外入。

（2）药膳举例

①绿豆百合薏苡仁粥。将绿豆 30 克，百合 30 克，薏苡仁 30 克，大米 30 克，加水熬煮成粥，经常服用有健脾开胃、清热祛湿之功效。

②荷叶冬瓜老鸭汤。将老鸭 250 克剁块，焯水，放入油锅内爆炒，加入料酒炒出香味，然后将冬瓜 750 克，鲜荷叶 1 张和老鸭一同放进瓦煲，注入适量清水，大火煮沸，改中小火煲 1 小时左右，加盐、葱花等调味后食用。

（3）茶饮推荐　可选用苦丁茶、苦菜茶、莲子心茶、绿茶、山楂茶、菊花茶、玫瑰花茶、淡竹叶茶等。

（4）刮痧与按摩　可以选择手部刮痧，以促进血液循环，排出体内湿热。

手部刮痧就是刮手掌及手指，操作简单而且实用，可以 3 ～ 7 天刮拭 1 次，每次 20 ～ 30 分钟。刮痧油可以根据需要购买精油自行调配，如具有活血、温阳、疏肝等功效的精油。

根据经络循行规律，不同的手指对应人体不同的脏腑：

①拇指主要对应人体的的呼吸系统，如肺脏原因导致的咳嗽、咯痰等都可以通过拇指刮痧来进行调理。

②食指主要对应人体的消化系统，如脾、胃、肠等脏腑。常刮食指可以改善胃肠功能，对于食欲不振和消化不良导致的腹胀、腹泻或便秘等都有很好的治疗作用。

③中指主要对应心脑系统，刮痧可以调理因心脑系统原因导致的失眠、多梦等。

④无名指对应人体的净化排毒系统，主要对应的脏腑是肝胆。对于情绪原因或者压力过大导致的身体不适，可以通过无名指刮痧进行调理。

⑤小指对应人体的生殖系统，以肾为主的疾病，如腰酸、耳鸣、阳痿、早泄等，可通过小指刮痧来进行调理。

刮痧后忌食冰冷食物，不要对风直吹，尤其是空调风口。

若在空调房里进行刮痧，室内温度宜保持在26℃以上。

二 例二

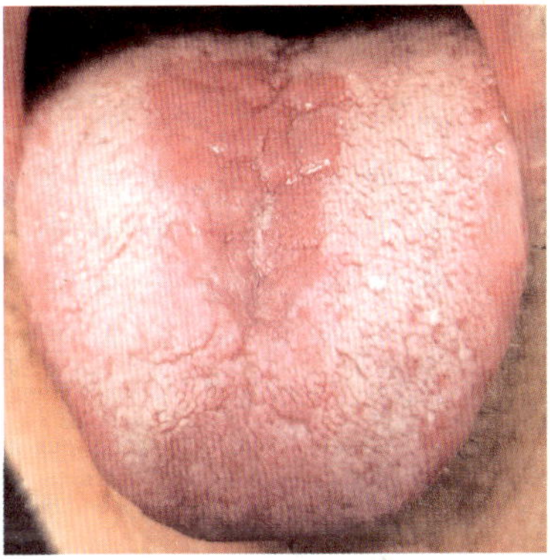

图3.2　例二舌象

舌象特征：舌尖及舌边有红点，舌中红，有裂纹，鸡心苔［中部舌苔脱落（无苔），四周有苔，状如鸡心］，苔白厚，舌尖略平（图3.2）。

临床意义：以脾胃气阴两虚、痰湿弥漫三焦为主。

常见原因：脾胃虚弱、饮食不当、思虑过多、运动过少（出门坐车，上班久坐）等。

脾胃虚弱可以说是现代人的通病，很多原因可导致人的脾胃虚弱，如欲望多、压力大导致思虑太多，而思虑伤脾；再者“脾主肌肉”，运动过少导致肌肉得不到锻炼，脾胃功能就会减弱。这里重点讨论饮食对脾胃的影响。不健康的食物不但不能滋养脾胃，还会损伤脾胃；现在人们生活水平比较高，有的人顿顿大鱼大肉，还有的人无辣不欢，都会导致脾胃受损；人们常说“春夏养阳，秋冬养阴”“冬吃萝卜夏吃姜”，但是在该吃姜的夏季吃了过多寒凉的食物，如西瓜、冰激凌、冰镇啤酒等，就会导致脾胃受损；有的人饮食不规律，饥一顿饱一顿，或采用节制饮食的方法进行体型控制而损伤脾胃。脾胃为后天之本、气血生化之源，对人体的健康至关重要，所以一定要重视脾胃的调护。

扩展：“冬吃萝卜夏吃姜”的原理

夏天天气炎热，人体内的阳气向外散，当阳气散于体表，则体内的阳气就减少，肠胃容易虚冷。再加上夏天人们喜欢吹空调，并进食大量寒凉、生冷的食物来对抗酷暑，使得寒气进入体内，容易损伤脾胃。而生姜辛温，有祛寒助阳、杀菌消炎之功效，所以夏天适当食用生姜可以祛寒暖胃，还能预防肠胃炎。

冬天阳气藏于体内，体表的阳气偏少，这就形成了外冷内热、五脏热盛的情形，加之冬季人们往往会进食较多温热、温补的食物，更容易产生内热，从而出现咽喉肿痛、口腔溃疡等症状。萝卜性凉味甘，冬季食用不仅能消散内热，调理虚火旺盛，还可以宽中行气，消除积食。

常见症状：纳呆、食少、腹胀、腹泻或大便黏腻不爽、胃脘部隐痛不适、面色萎黄、消瘦或肥胖、身重、神疲乏力、失眠多梦、健忘、头昏、头沉、脱发等。

舌象分析：剥苔或地图舌多见于青年和儿童，而且有地图舌或者鸡心苔的儿童常伴有哮喘、婴儿湿疹等过敏性疾病。

舌苔就像是生长在大地上的庄稼或小草。舌苔脱落不再复生的原因可能有以下几点：一是缺水、缺营养（胃阴少），不利于种子升发成长，可以服用补充胃阴的食物或者药物；二是体内有水，升发之性太弱，如同种子被郁，无法生长，此时可用芽类的食物或者药物去升发，如生麦芽、生谷芽、绿豆芽、香椿芽等。但是郁滞严重的情况（土壤坚硬），就得疏肝破郁（相当于松土），郁阻破开后，水液输布无阻，才能正常地循环周身，这种情况需要在专业的中医师指导下使用疏肝解郁、活血化瘀的中药或中成药来治疗。

前文讲剥苔的人身体会越来越差，治疗的时候首先要调脾胃，因为“有胃气则生，无胃气则死”。脾为气血生化之源，脾胃虚弱时间长了容易出现气血不足的表现，如浑身无力、容易累、肌肉松软、肤色偏暗、没有光泽等。

舌尖偏于平直，多数是心、脑出现了问题，可能会有心神失养所致的失眠、多梦，或头部失养所致的头昏、头沉，甚至头痛、记忆力减退、脱发等症状。

对症调理：

（1）饮食建议　饮食应以清淡为主，忌酒，少食肥甘厚味，忌暴饮暴食或饥饱不节，以七八分饱为宜；选择有健脾养胃效果的食物，如山药、粳米、小米、薏米、燕麦、芡实、板栗等；可多食富含 B 族维生素的蔬菜及水果，如苹果、橙子、荔枝、杧果、杏、橘子、葡萄、猕猴桃、菠萝蜜等。

如果因特殊情况无法忌酒，建议常备解酒的药食同源的食物，如枳椇子、葛花等。枳椇子被民间视为“解酒圣药”，古人云：“园中有枳椇，家中无醉人。”《本草纲目》引孟诜云：“昔有南人修舍用此木，误落一片入酒瓮中，酒化为水也。”意思是：有个人在修屋舍的时候，用了枳椇的木材，有一片叶子飘到了酒瓮里，结果这酒竟然就被化去了酒气，成了水。因此，民间也有“千杯不醉枳椇子”的说法。

（2）药膳举例

①芡实莲子薏苡仁排骨汤。芡实30克，莲子30克，薏苡仁30克，洗净，用清水浸泡半小时左右。取500克排骨剁成小块，将锅置于火上烧开，然后将排骨放入开水中焯一下，放入盘中备用。将所有材料备好后，连同姜1块，陈皮5克，全部倒进砂锅，大火煮开，然后改用小火炖2小时，再放适量盐、葱花等调味。

②鹌鹑祛湿汤。鹌鹑2～4只，百合30～50克，陈皮5～10克，茯苓15～30克，生姜5克左右，加水炖45分钟后加盐、葱花等调味。

（3）茶饮推荐　可以适量多饮麦芽茶，借助麦芽的升发之性，使舌苔重新“破土而出”。剥苔的患者还可以加点党参，党参补气生津，可增强人体的升发之力。另外，推荐一款药食同源的解酒茶：枳椇解酒茶。取枳椇子、葛根、山楂、枸杞子、菊花各适量，共同煎煮15分钟，当茶饮用即可。

（4）艾灸及刮痧　可选取足三里、关元、中脘、脾俞、胃俞、丰隆、合谷等穴位，手部刮痧还可以参考例一。

刮痧分治疗刮痧和保健刮痧。治疗刮痧即为裸露刮痧部位，涂上刮痧油进行刮拭，会有痧呈现，一般 3 ～ 7 天刮拭 1 次，每次 20 ～ 30 分钟。保健刮痧则是隔着衣服刮，以疏通经络、调理气血为目的，一般每天刮拭 1 ～ 2 次，每次约 10 分钟即可。具体操作时可二者相结合。

三　例三

舌象特征：舌淡，苔薄白，有裂纹，凹陷，舌边有齿痕（右侧明显），两侧舌缘有唾液线（肝郁线），舌尖略平（图 3.3）。

临床意义：以肝郁气滞、心脾两虚、脾虚湿盛为主。

常见原因：如心情不舒、熬夜、压力过大、饮食不节、喜食肥甘厚腻或生冷之品、脾胃素虚等。

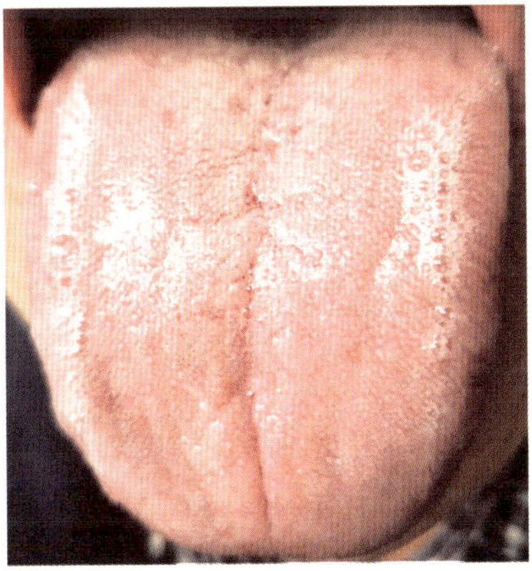

图 3.3　例三舌像

此处重点分析不良情绪对身体的影响。正常人在日常生活中，遇到一些事情，让自己有那么一点点开心、一点点生气、一点点悲伤或者一点点恐惧，都不会对身体造成损害，但是长期处于这种情绪中就会对身体造成一定影响，历代医家都把不良情绪作为一个重要的病因。随着现代生活节奏的加快，工作压力的增大，有部分人长期处于不良情绪中，如焦虑、抑郁、愤怒或者生闷气，实际上很多疾病的根源就是这些不良情绪。大家可以想想自己生气状态下身体的反应，有的人会胸口、乳房胀痛，有的人会好几天没有食欲或者睡眠出现问题，当然也有的人会想要通过各种方式，如语言、表情、动作等，把郁结发泄出来。其实人体都有自动修复能力，会自动清除一些负面情绪，如有些人会通过打嗝从上面把气排出去，有的人排气后就感觉舒服了，所以身体短期处于不良情绪中是可以自动调整的。但是如果身体长期在这种负面情绪的状态下，清除能力会变弱、变慢，那么郁结的气就会对身体产生损害，身体也会慢慢出现异常感觉。如有的人表现在情绪上，经常会情绪失控，出现莫名的烦躁、焦虑、愤怒、情绪低落，甚至抑郁；有的人会出现胁肋部胀满，甚至胀痛的感觉；有的人会出现消化系统功能减退的表现，如无食欲或食少、腹胀、便秘（没有便意）。气可以推动体内的营养物质到该去的地方，如果气堵住了，就无法完成这项任务，从而出现各种身体不适，如口干、口苦、失眠、手脚发凉等。

常见症状：情绪抑郁或焦虑，善太息，胸部及胁肋部胀满不适，食欲不振，胃胀或胃痛，腹胀，大便不成形、容易粘马桶，颈项部僵硬不适（严重者可引起头昏、头沉、头晕、头痛等），睡眠不佳，多梦，记忆力减退等。

舌象分析：舌两侧边缘有唾液线的患者症状重点表现在性格方面，如情感脆弱，情绪压抑或低落，多愁善感，容易感到寂寞，害怕孤独，还容易情绪紧张、激动或焦虑，一般胸口存在满闷感、压迫感，自觉叹息会有所缓解。有肝郁线的人对精神刺激的适应能力较差。舌色偏淡，润苔，有唾液线（两侧的唾液线还代表体内痰湿较盛），说明脾虚湿盛，常表现为食欲不佳，食少，腹胀，饮食稍有不慎就会腹痛、腹泻，而且平时可能存在大便不成形、粘马桶的表现等。舌中裂纹代表脾胃有问题，常有消化不良、胃胀、胃痛的表现。舌尖略平，说明睡眠不足，心失所养，或者说头部失养，所以可能会有失眠、多梦、头部昏沉，甚至头痛、脱发等表现。

对症调理：

（1）饮食建议　可以多食如小麦、大麦、荞麦、高粱、豆豉、山楂、山药、茯苓、芡实、薏米等具有行气解郁、健脾祛湿作用的食物。少食收敛酸涩的食物，如乌梅、酸枣、柠檬等。避免食用冰冻寒凉、肥甘厚腻及煎炸食品。

薏苡仁（薏米）是药食同源食物，不仅是常用的食物，还是一味常用的中药，其性味甘淡微寒，有利水消肿、健脾祛湿、舒筋除痹、清热排脓等功效，它的作用缓和，营养也很丰富，虽微寒但不伤胃，益脾而不滋腻，夏季用薏苡仁煮粥或做甜品，都是不错的选择。

（2）药膳举例

①甘麦大枣粥。汤锅中注入清水，放入15克甘草，用大火煎煮，煎好后去渣，然后将小麦50克，大枣10枚（掰开）一同放入锅中，煮成粥，空腹服用。

②合欢解郁汤。合欢皮15克，合欢花15克，茯苓12克，麦芽12克，浮小麦30克，百合15克，甘草9克，洗净，稍浸泡，与大枣6枚（去核），猪瘦肉150克，生姜2片一同放入砂锅内，加入清水2500毫升，大火煲沸后，改为小火煲2小时，调入适量食盐便可。

（3）茶饮推荐　玫瑰花茶、生麦芽茶、菊花茶、二欢茶（合欢花、合欢皮）、陈皮茶等对改善肝郁脾湿有一定作用。

（4）刮痧与按摩　自上而下，或按摩，或刮拭督脉，从大椎穴刮拭至尾椎骨下。脊柱旁开2～3横指，为背部膀胱经的位置，从上至下按摩或刮痧，如果对穴位较熟悉，可重点刮拭心俞、肝俞、胆俞3个穴位。胸腹正中为任脉，可重点刮拭两乳头中间的膻中穴。胸部两侧，从胸部中间向两腋方向轻柔刮拭，不宜过重。对小腿外侧（胃经）与小腿内侧（肝经）进行按揉或刮痧，可重点刮拭小腿外侧的足三里穴以及足背的太冲穴、大敦穴。

手部刮痧可参照例一。

（5）泡脚方　取丹参（或鸡血藤）、益母草、制香附各

30 克，郁金 15 克，熬制 30 分钟，将药汁兑温水，泡脚。若情绪抑郁，两胁胀痛，可加青皮、柴胡、枳壳各 20 克；若心情抑郁，腹胀满，可加橘皮 20 克，橘核 20 克，橘络 10 克。

（6）情绪及运动调养　肝郁脾虚者应多听轻快、明朗、旋律优美的音乐，多读积极、富有乐趣、展现美好生活前景的书籍，多看喜剧、滑稽剧等轻松的文艺节目，让自己的身心得到舒展；多在阳光下运动，开阔心境，有助于健运脾胃，提升阳气，祛除湿气；多结交心胸开朗的朋友，以培养开朗、豁达的性格。

四　例四

舌象特征：舌尖、舌边及舌根有红点，舌尖平直，有裂纹、凹陷，舌中及舌根处苔白厚腻，舌中部（胃区）略高凸（图 3.4）。

临床意义：以肝胃不和（肝脾不调）、脾胃虚寒、下焦湿热为主。

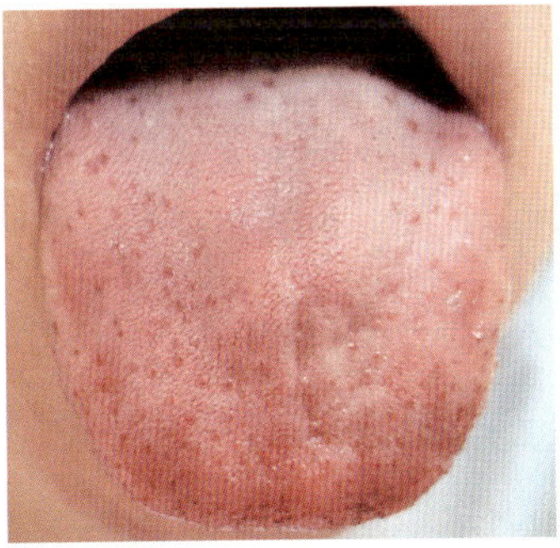

图 3.4　例四舌象

常见原因：长期的不良情绪，运动少，喜食生冷、寒凉食物或贪凉（如夏季长期待在空调房），穿某些服装（如露脐装、乞丐裤、七分裤）导致寒邪侵入人体，以及体质原因等。

在此重点讨论某些服装和贪凉对身体的影响。

现在有些时髦服装，如乞丐裤、露脐装，对身体的影响其实很大。特别是入秋后，全国大部分地区已经开始转凉，但是，有些人的脚踝却经常露在外面，这样穿虽然漂亮，但是对健康不利。从中医角度而言，人体脚踝处有足厥阴肝经、足太阴脾经、足少阴肾经、足阳明胃经、足少阳胆经、足太阳膀胱经六条经脉集中走行，占人体十二经脉的1/2，因此如果脚踝裸露，就像门没关严，会给外邪可乘之机；而且脚踝位于身体的末端，血液循环相对较差，且踝关节的皮下脂肪较少，保暖性差，如果脚踝长期受寒会促使血管收缩，导致血液循环障碍，容易引起脾胃虚寒、月经不调、宫寒不孕、肝脾失和等一系列证候。而且，脚踝外侧有两个非常重要的穴位：三阴交和太溪。三阴交是肝、脾、肾三条阴经的交会穴（肝藏血、脾统血、肾藏精），如果此穴受到寒邪侵袭，会导致肝、脾、肾三条阴经同时受伤。露脐装前面暴露了人体大穴——神阙，后面暴露了人体另一个重要的穴位——命门，这些地方裸露在外，容易导致外邪入侵，对人体造成非常大的伤害。

当然贪凉对人体的损害也不小。我们说的凉包括饮食生冷、空调温度过低、长期待在空调房等。如吃太多生冷的食物或是喝了很多冰水，可能导致寒邪直入胃肠而损伤脾胃。一杯冷饮喝下去，可以杀死成千上万的胃黏膜细胞。还有一些食物，本身的温度并不像冰块、冷饮一样低，但却是凉性的，甚至是大寒的，如螃蟹、梨、西瓜以及凉茶等，这些食物吃多了也会损伤脾胃。女性在月经期间吃西瓜、梨引起痛经、闭经的情况很常见。临床中有些人因为经常长痤疮或者便秘而长期过多地服用一些凉药，如大黄、决明子、黄连等，也会损伤身体。

常见症状：失眠多梦（以噩梦为主），头昏沉，记忆力减退，心烦易怒，容易焦虑，容易恶心，偶有胃胀或胃痛（一般在进食过量、偏凉或偏油腻后加重），大便不爽（黏腻，粘马桶）或便秘，带下色黄，严重者可出现带下有味、呈豆腐渣样等。

舌象分析：舌尖平直说明失眠严重，容易白天头部昏沉，记忆力减退。因舌边高凸代表肝郁，而舌尖、舌边有红点代表心肝有热，此热多为“郁而化热”，所以容易出现情绪的改变，如焦虑、心烦易怒等。在舌的颈项及气管反射区域有裂纹说明肺系较弱，容易出现咽喉部的不适和颈椎病等。舌中高凸，多因饮食过量所致，容易出现胃炎、胃溃疡的表现，如食欲减退、食少或厌食、恶心、呕吐、呃逆（打嗝）、胃胀、胃痛等。舌中部变厚，常见于脾虚有湿、食积胃肠等，容易出现大便的改变，如大便不爽（黏腻，粘马桶）或便秘，又因为舌根处苔腻、有红点，说明下焦有热，所以此人多表现为便秘。另外，舌根处苔厚腻、有红点多为湿热下注于下焦，容易出现下焦炎症，男性可出现前列腺炎的表现，女性可出现妇科炎症的表现，如带下色黄，严重者可出现带下有味、呈豆腐渣样改变，还可以出现腰部的酸软沉重感。

对症调理：

（1）饮食建议　饮食宜清淡，尽量选择属性为平性或者稍微偏凉性的蔬菜或水果，如藕节、丝瓜、冬瓜、苦瓜、绿豆、荷叶、苹果、橙子等。猪肉，性平，味甘、咸，有滋阴润燥的功效，可补肾液，充胃汁，滋肝阴，润肌肤。蛤蛎，性寒，味咸，有滋阴、化痰、软坚的功效，其性滋润，有助于生津液，故能止消渴，润五脏。此类舌象的人不适合吃温热性的食物，如羊肉、狗肉等。

（2）药膳举例

①鲜荷叶 1 张，绿豆 30 克，粳米 100 克，同煮成粥，分次食用。

②鸭子 1 只，冬瓜 250 克，葱、姜、食盐适量。鸭子洗净，去肠杂剁块，冬瓜切片，葱、姜切细丝。先在砂锅内盛适量水煮鸭子，煮至半熟再放入姜丝、冬瓜，鸭子熟后再加葱丝、盐少许调味。空腹食肉饮汤或佐餐食用。

（3）刮痧与按摩　可以选择肝经、胆经、脾经、胃经及背部的督脉、膀胱经，轻刮慢刮。刮痧与按摩方法可参考例三，手部刮痧可参考例一。

五 例五

舌象特征：舌尖、舌边有瘀点，苔厚腻，舌尖、舌中及舌根部有裂纹；舌边凸，舌中凹；舌前肺部反射区略高凸；舌根部苔厚腻略黄（图 3.5）。

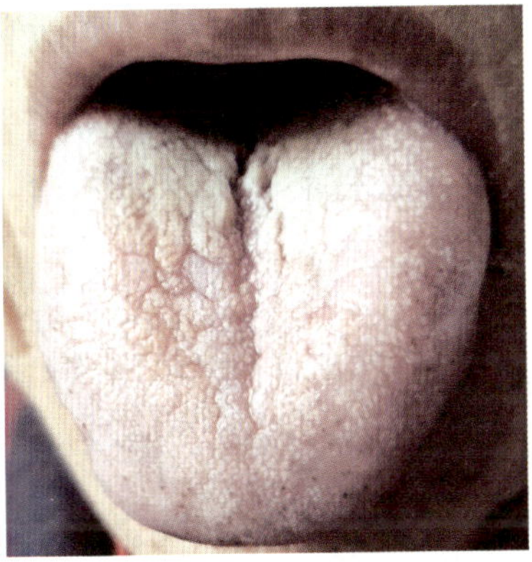

图 3.5　例五舌像

临床意义：以寒热错杂、肝脾不调（肝胃不和）、湿热弥漫三焦为主。

常见原因：运动量少、饮食失调（多食肥甘厚味，如大鱼大肉，爱吃甜、黏食物，如巧克力、蛋糕、年糕等）、压力过大、熬夜、年老等因素。

在此重点讨论运动对人体健康的影响。人们常说“久坐伤肉，久卧伤气”，现在很多上班族都缺乏运动，出门有车，上班久坐，在家不是躺沙发上就是躺床上看电视或者玩手机，导致全身的气血流通不畅，阳气也得不到振奋，水湿就难以运化，在舌体就可以表现为胖大齿痕舌，且舌苔特别厚腻。

适量的运动，特别是有氧运动，对人体健康是非常有必要的。运动不仅对人体肌肉骨骼系统的发育起着良好的促进作用，还可有效提高血液循环系统的机能，更重要的是其对人体消化系统功能的影响。中医认为肾为先天之本（遗传），脾胃为后天之本、气血生化之源，而脾主肌肉，运动对于人体肌肉具有良好的促进作用，同时，在运动的影响下，胃肠功能将会得到进一步的加强和改善，有利于饮食物的消化吸收，因此对于脾胃虚弱，有消化不良、胃肠功能紊乱的人，运动会起到药物所不能起的作用。而且运动能有效改善人的睡眠质量，增强快乐感，消除或者减轻抑郁、紧张、焦虑等情绪障碍，有利于人体的身心健康。

当然运动也有最佳时间，这个最佳时间就是阳光照射之后的上午 10:00—11:00，因为早上空气中的二氧化碳和废气含量比较高，阳光照射后，二氧化碳和废气含量降低而氧气含量增高，所以 10:00 左右是空气质量最好的时段，特别适合户外运动。晚上应尽量少运动，特别是睡前半小时，因为剧烈运动会导致交感神经兴奋，使身体产生一系列的变化，影响睡眠，对人体健康不利。

常见症状：胃胀，腹胀，口干，口渴，喜冷饮，口苦，心烦易怒，睡眠欠佳，胸闷，便溏，身体沉重感，两腿沉重感尤甚，脚凉，不耐劳作，容易疲倦。

舌象分析：舌尖有瘀点，舌根处苔厚腻略黄，多为寒热错杂、体内有瘀血，特别是心血瘀阻，容易出现火热症状与寒湿症状并见的情况，多为身体上部表现为火热症状，下部（腰以下）表现为湿热症状。身体上部的火热症状，如面红或面部痤疮，口干，口渴，口苦，稍微吃点热性或者温补的食物就会口舌生疮；胃脘部可能出现烧灼感，喜冷饮或凉食；腰部以下多见脚凉，严重的可见整个腰部以下都有冷或凉感、沉重感。另外，男性可见前列腺炎的症状，如尿频、尿急、尿痛、尿灼热等；女性可见阴道炎的症状，如带下量多、色黄，甚至出现异味等。舌根处苔厚腻则常见大便不成形、黏腻。舌尖瘀点代表有心血瘀阻，多数会出现睡眠欠佳、心胸憋闷，甚至出现刺痛感、夜间加重等。睡眠欠佳可以表现为入睡困难、多梦、易醒等形式。舌边高凸，舌中凹陷，为肝郁脾虚或肝胃不和，容易出现情绪改变和消化系统症状，如情绪低落、食欲减退、容易打嗝以及消化不良导致的腹胀等。

对症调理：

（1）饮食建议　可以适量吃些五谷杂粮，如小麦、大麦、荞麦、高粱、燕麦，以及蘑菇、豆豉、冬瓜、萝卜、莲子、桑椹、山药、芡实、木耳、莲藕、大蒜、葱、姜等具有行气解郁、健脾消食或健脾利湿、化痰消脂作用的食物。另外，洋葱、山楂、赤小豆、薏苡仁除湿消脂的效果较好，可适量食用。少食收敛酸涩的食物，如乌梅、酸枣、杨桃、柠檬等。避免食用冰冻寒凉、肥甘厚腻及煎炸食品，忌烟、酒等辛热之物。

舌苔厚腻的人可以在夏季多吃些生姜。生姜不仅有很好的祛湿作用，还能暖脾胃、促发汗，俗话说“冬吃萝卜夏吃姜，不劳医生开药方”。夏季人的气血外走，脾胃较虚弱，所以夏季饮食养生的重点是不能贪吃冷饮，适当地吃些生姜，不仅能够振奋脾胃，还能够帮助气血外达。

（2）药膳举例

①橘皮粥。取粳米 100 克，淘洗干净，放入锅内，加清水，煮至粥将成时，加入 50 克橘皮，煮 10 分钟即成。

②山药粥。取粳米 100 克，淘洗干净，放入锅内，加清水煮开，取铁棍山药 50 克，与粳米同煮成粥。

③用赤小豆、薏苡仁、山药、茯苓、莲子、芡实、白扁豆中的一种或者几种跟粳米适量，一起煮水或做粥，还可以用豆浆机打成米糊喝，这些食物都具有良好的健脾祛湿效果。

④凉拌洋葱。将洋葱与泡发并焯过水的黑木耳一起拌匀，加适量油、盐、酱、醋调味即可。

⑤芡实莲子苡仁汤。芡实 30 克，莲子 20 克，薏苡仁 30 克，洗净，用清水浸泡半小时左右。排骨 500 克剁成小块。先将排骨放入热水中焯一下，备用。所有材料准备好后，将这些材料连同姜 1 块，陈皮 6 克全倒进砂锅，大火煮开后，改用小火炖 2 小时，再放适量精盐调味。

⑥山药冬瓜汤：山药 50 克，冬瓜 150 克，放入锅中小火煲 30 分钟，根据自己的口味调味后即可饮用，可健脾、益气、利湿。

（3）茶饮推荐　可以饮普洱茶，还可以用陈皮、麦芽、荷叶、山楂、决明子、菊花中的一种或几种适量泡水当茶饮。如菊花、陈皮、普洱茶各 5 克，共同研成粗末，再用纱布袋包好放入杯中，用沸水冲泡饮用即可。

（4）刮痧　背部督脉及膀胱经刮痧可参考例三。力度以可以耐受为准，需要长期坚持。手部刮痧可参考例一。

（5）泡脚方　可使用疏肝健脾祛湿的药物进行泡脚，如青皮 15 克，橘皮 20 克，橘核 20 克，橘络 10 克，大火煮开转小火继续煮 10 分钟，调水温至 40℃～42℃，泡至以背部微汗为度。

六 例六

舌象特征：舌红少苔，有裂纹，舌体瘦薄（长条舌），舌前心肺反射区有凹陷（勺子舌），舌尖内凹（图 3.6）。

临床意义：以心肺阴虚、肝脾不调为主。

常见原因：多因先天禀赋不足，素体阴虚（遗传因素），或

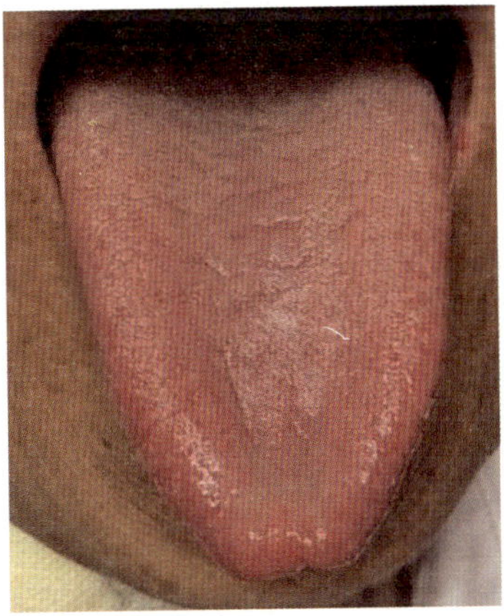

图 3.6　例六舌象

饮食失调、工作紧张、熬夜、年老等因素导致。

在此重点讨论年龄对人体的影响。衰老是任何人都无法阻挡的自然规律，人体经过鼎盛期之后进入衰老期，理论上男人的衰老从40岁开始，女人的衰老从35岁开始，即《素问·上古天真论》所云“五七，阳明脉衰，面始焦，发始堕；六七,三阳脉衰于上，面皆焦，发始白”“五八，肾气衰，发堕齿槁；六八，阳气衰竭于上，面焦，发鬓颁白”。随着年龄的增长，人体各个脏腑的功能在过了鼎盛期后都会下降，就像一台用了40年的机器，40年的磨损导致各个零部件都或多或少出了些问题，各种慢性病开始显现症状。再加上现代人不健康的饮食、生活习惯和生活节奏的加快、压力的增大，更加速了衰老的进程，很多男性还未到40岁就已经出现了白发、脱发、睡眠障碍等亚健康表现。

常见症状：心悸，失眠，多梦，记忆力减退，干咳，少痰或无痰，胸闷，口干，口渴，食欲欠佳，易胃胀、胃痛，烦躁易怒，女性可见月经量少、色红，经期不定等。

舌象分析：舌红少苔，有裂纹，而且舌体瘦薄，说明体内阴液亏虚，容易出现一系列干燥的症状，如口燥咽干，容易口渴，喜凉饮，皮肤干燥绷紧，甚至起皮屑。整个舌体瘦长，属于长条舌，容易出现肝郁的征象，如情绪波动，且舌红说明体内有热，所以此患者的情绪波动多见焦虑或急躁易怒。女性“以肝为先天”，肝所藏的血是女性月经的源泉，所以肝阴亏虚的女性容易出现月经的改变，如月经先后不定期，月经量少、色红、质稠等。舌红而且舌中部存在横向裂纹，说明中焦脾胃的阴液不足（胃阴亏虚），胃阴亏虚容易出现的饮食改变是饥不欲食（饿，但是不想吃），而且饮食不慎（如食油腻、食辣等）容易出现胃脘部的不适，如胃胀、胃痛等。舌红，舌前心肺反射区有凹陷（勺子舌），“高凸为实，凹陷为虚”，说明心肺亏虚。肺阴亏虚容易出现咳嗽，多数为干咳无痰，或者痰少而黏，容易胸闷（因为肺主气，司呼吸，所以当肺的功能受到影响的时候，容易出现缺氧的表现，如胸闷）；心阴虚除了会出现心烦的症状，还会出现心慌以及失眠多梦等睡眠质量问题。由于机体失于阴液的滋养，而且阴亏不能制阳，所以还容易出现“热”的表现，如手足心热、心中烦热等；有的人会在睡觉时把脚放在被子外面，或贴在墙上，阵发性身热或汗出，甚至出现盗汗（睡时汗出，醒后汗止）。在饮食上，喜欢吃稍微偏凉的食物，喝偏凉一点的饮料。如果多吃温热或者偏干的食物，则易产生内热，表现为口舌干燥加重，严重的可能会口舌生疮。这种舌象的患者多形体消瘦（怎么吃也不胖）。

对症调理：

（1）饮食建议　多吃一些偏于滋阴的食物，如鸭肉、猪皮、百合、莲子、桑椹、牛奶、豆浆、银耳、莲藕、梨、香蕉、苹果、蜂蜜等。新鲜的莲藕或者将其榨汁食用可滋养人体阴液，非常适合此类人群。鸭肉，性平，味甘、咸，有滋阴养胃的功效，是此类舌象患者的理想清补之品。梨能清肺化痰，生津止渴，对于肺燥咳嗽、津少口干者效果良好，可生食、煲汤、榨汁。此类舌象的人不适合吃温热性的食物，如羊肉、狗肉等。

需要注意，食用炖煮肉类时不可为了味道而放入过多的花椒、茴香、八角、桂皮等调味料，这些调味料易使阴虚者上火，加重阴虚。

（2）药膳举例

①百合莲子煲瘦肉。百合 20 克，莲子 20 克，猪瘦肉 100 克，加水适量同煲，肉熟烂后加盐调味食用，每日 1 次，有清心润肺、益气安神之功效。

②蜂蜜蒸百合。百合 120 克，蜂蜜 30 克，拌均匀，蒸至百合熟软，时含数片，咽津，嚼食，能补肺、润燥、清热。另外，银耳百合莲子粥也是不错的选择。

（3）饮茶推荐　可以选择绿茶、菊花茶、桑椹茶等。

①枸杞子洋参茶。枸杞子 10 粒，西洋参 2 克，冰糖适量，以上 3 味放入锅内，加水煎煮，代茶饮，可滋阴补肾，提高免疫力。

②麦冬石斛茶：石斛 10 克，麦冬 10 克，同研成粉末，与绿茶 3 克一起放入杯中，沸水冲泡，加盖焖 10 分钟，代茶饮用，可清热养阴，养胃润肺。

（4）艾灸与按摩　可选取关元、足三里、太溪、涌泉等穴位进行艾灸，也可以在闲暇时揉按太溪、三阴交、照海，以滋养阴液，改善身体阴虚状态。一般每日2次，每次5～10分钟即可。手部刮痧可参考例一。

（5）拔罐　可以使用穴位拔罐进行调理，拔罐宜选取气海、关元、足三里、三阴交、命门等穴位。

七　例七

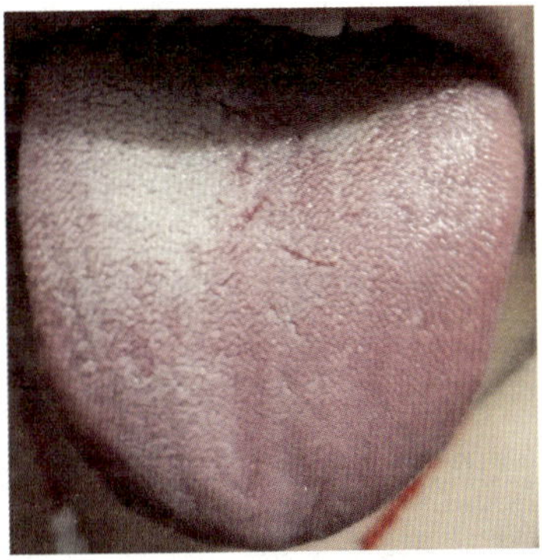

图3.7　例七舌象

舌象特征：淡白舌，偏苔，白燥苔，舌中有裂纹，舌尖部略有高凸（图3.7）。

临床意义：以半表半里（少阳）、血虚不润、肺气不降、寒湿内蕴为主。

常见原因：压力过大或者情志过激等原因导致气机郁滞；血液生成不足，如脾胃虚弱或饮食的问题，导致脾胃生成的血液较少；血液耗损过多，如长期熬夜、大失血等，若为女性，也可能因为月经量多或崩漏导致血液耗损过多；外寒袭肺。

常见症状：面、唇、舌、眼睑及指甲等颜色偏淡，头晕目眩，肢体麻木，眼睛干涩，情绪经常低落，对事物不感兴趣，面色萎黄，食欲不佳，神疲乏力，大便不爽，还可见咽部及头部的不适感，女性还可以出现月经后期，月经量少、色淡等。

舌象分析：舌苔见于一侧，无论左侧还是右侧，无论苔白、苔黄或苔少，均属半表半里证（少阳）。白苔主表，黄苔主里，舌两侧为肝胆，肝胆存在郁滞，容易出现情绪的改变，最常见的是情绪低落，对任何事及人都无兴趣。而面、唇、舌及眼睑色偏淡，头晕目眩，为血虚的常见症状，因血虚导致头面失养；肝血虚还容易出现肢体麻木、眼睛干涩等；女性以肝为先天，肝藏的血是女性月经的源泉，肝血亏虚则容易导致女性月经后期，月经量少、色淡等。左肝右肺，舌苔偏于舌的右侧，肺气不降，则大便会受影响，出现大便不爽；苔白且偏于右侧，多为寒湿蕴肺，寒湿蕴肺可致肺气不降，而出现咳嗽、咯痰等症状，而肺与大肠相表里，肺气不降还容易出现大便的问题。舌中裂纹提示脾胃受损，容易出现食欲的改变和胃胀、胃痛等症状。舌尖区域略高凸为上部瘀堵，可见头颈部及咽喉部的不适。

对症治疗：

（1）饮食建议　日常生活中，可多吃舒缓情绪、含铁量高、稍微偏温的补血类食物，如桑椹、桂圆、葡萄、红枣、花生、肝类（猪肝、牛肝、羊肝、鸡肝等）、红糖、蜂蜜、菠菜、黑木耳、银耳等。注意蔬菜尽量不要凉拌生吃，最好在开水中焯一焯或者采用炖、蒸、煮等烹调方法。少食梨、西瓜、冷饮、冷食等生冷寒凉食物，少食油腻的食物。

（2）药膳举例

①山药大枣羊肉汤。在煮羊肉的时候放入适量山药和大枣，煮熟后吃肉喝汤，可温补脾胃，补气益血，补肾壮阳，祛除寒气。

②当归生姜羊肉汤。在煮羊肉的时候放入适量当归和生姜，煮熟后吃肉喝汤，特别是在寒冷的冬天，可温中补虚，祛寒止痛。

③中医还有个补血的基础方叫作四物汤（当归、熟地黄、芍药、川芎），闽南人经常拿来做药膳，用于炖鸡、炖鸭等，称为四物鸡汤、四物鸭汤。

④银耳红枣枸杞汤。银耳 50 克，红枣 20 克，枸杞子 1 小把。将银耳、红枣洗净，泡 1 小时左右。然后银耳去黄根，撕成小朵；红枣去核，切成小粒。锅里倒入清水，把银耳、冰糖倒进锅中大火烧开，中火炖 20 分钟。红枣粒倒进锅中再炖 5 ～ 10 分钟，炖好后，把枸杞子倒进锅内焖 5 分钟。

（3）生活起居　气血不足的人一定要调好脾胃，睡好觉。脾胃为气血生化之源，而好的睡眠就是在养血，熬夜的人，吃再多养血之品也于事无补。

（4）泡脚方　可以将调理情志或温补阳气的中药，如柴胡、川芎、合欢花、合欢皮、艾叶、生姜、肉桂、花椒等煮水泡脚，如青皮柴胡水泡脚（青皮、柴胡各20克，枳壳20克）。坚持每天睡觉前泡脚，并按摩脚心、脚趾，不仅能够刺激足部的反射区，起到促进气血运行、舒筋活络的作用，还可以很好地保护人体的阳气。

泡脚可使药物通过皮肤、经络吸收，对于身体的调理有很好的效果。待药液温度降至50℃左右时，泡脚15～30分钟，药液温度不能过高，以免烫伤皮肤，而当药液温度过低时则需加热。

（4）刮痧　肝经、胆经、脾经、胃经及背部刮痧可参考例三，手部刮痧可参考例一。